SPIRULINE

BIENFAITS ET RECETTES D'UN ALIMENT *incroyable*

Textes : Fanny Parise
Recettes, photos et stylisme : Emmanuelle Levesque
Illustrations : Hélène Revat-Dontenwill

Emmanuelle Levesque est auteure, styliste culinaire et photographe ; elle est spécialiste des nouvelles tendances alimentaires.

Fanny Parise est anthropologue et journaliste ; elle est spécialiste de la consommation et de l'innovation.

MANGO

SOMMAIRE

Plats

Desserts

SPIRULINE
L'ALIMENT AUX MILLE VERTUS

Que l'on déguste un cocktail dans un palace à Paris à base de spiruline, que l'on achète des cookies à la saveur de ce même aliment ou encore que l'on opte pour des croquettes qui en sont enrichies pour son animal de compagnie, la spiruline semble être partout ! Généralement connue comme complément alimentaire depuis 1975 en Occident, elle conquiert à présent de nouveaux marchés et attise l'intérêt des agriculteurs, des start-up, des industriels et bien évidemment des consommateurs (et plus largement de tous les gourmands). Plébiscitée par de nombreux sites internet, présente dans tous les magasins bio et les pharmacies, la spiruline demeure encore méconnue (consommation, bienfaits, précautions) bien qu'elle soit consommée depuis des millénaires en Afrique et en Amérique latine. Elle a été présentée comme le meilleur aliment pour l'avenir (« *best food for the future* ») lors de la conférence des Nations unies sur l'alimentation en 1974 et plusieurs structures au sein de l'ONU et de l'OMS œuvrent pour l'utilisation de la spiruline pour lutter contre la malnutrition aiguë. Pour l'Unesco c'est « l'aliment idéal et le plus complet de demain », et pour la FDA « l'une des meilleures sources de protéines ».

« L'ALIMENT IDÉAL ET LE PLUS COMPLET DE DEMAIN »

On observe actuellement une montée des éthiques alimentaires et des préoccupations environnementales : impact sociétal positif (d'une marque ou d'un produit consommé), limitation du gaspillage alimentaire et du suremballage, attrait pour le recyclage, transparence de la marque (valeur, *process* de fabrication), respect de la chaîne de valeur (écologie, bien-être animal, condition de travail) et quête de produits « bons, sains et naturels ».

La puissance du « faire ensemble », qui semble être en train de s'ériger en règle de société, s'applique également à cet ouvrage. Il n'est pas uniquement un livre de cuisine ou simplement une recherche anthropologique : c'est un guide à destination des mangeurs, des consommateurs et de ceux qui souhaitent découvrir un nouvel aliment (de son histoire à son lieu de vente), apprendre à le cuisiner (50 recettes à la spiruline) et même apprendre à le cultiver, le plus écologiquement possible, dans sa cuisine ou dans son jardin.

Bienvenue dans le monde merveilleux de la spiruline, cet aliment aux mille vertus porteur d'un espoir fort pour l'agriculture et la consommation d'aujourd'hui et de demain !

ALIMENT [...] PORTEUR D'UN ESPOIR FORT POUR L'AGRICULTURE ET LA CONSOMMATION D'AUJOURD'HUI ET DE DEMAIN

Avertissement

Les données présentées dans cet ouvrage puisent leurs sources dans différents travaux universitaires (biologie, pharmacie, anthropologie) de spécialistes de la spiruline (producteurs, chercheurs) ainsi que dans des études de terrain que nous menons depuis 2016 et des études de marchés publiées.

Merci de porter attention aux précautions d'utilisation alimentaire de la spiruline. Les propos de ce livre ne peuvent en rien se substituer à une prescription médicale.

Liste des abréviations

AB > Agriculture biologique
ANSES > Agence nationale de sécurité sanitaire de l'alimentation
CFPPA > Centre de formation professionnelle et de promotion agricole
FDA > *Food and Drug Administration*, service du gouvernement américain responsable de la pharmacovigilance, c'est-à-dire des études, du contrôle et de la réglementation des médicaments avant leur commercialisation
FSF > Fédération des spiruliniers de France
FNAB > Fédération nationale de l'agriculture biologique
OMS > Organisation mondiale de la santé
UNESCO > Organisation des Nations unies pour l'éducation, la science et la culture (en anglais *United Nations Educational, Scientific and Cultural Organization*)
ONU > Organisation des Nations unies

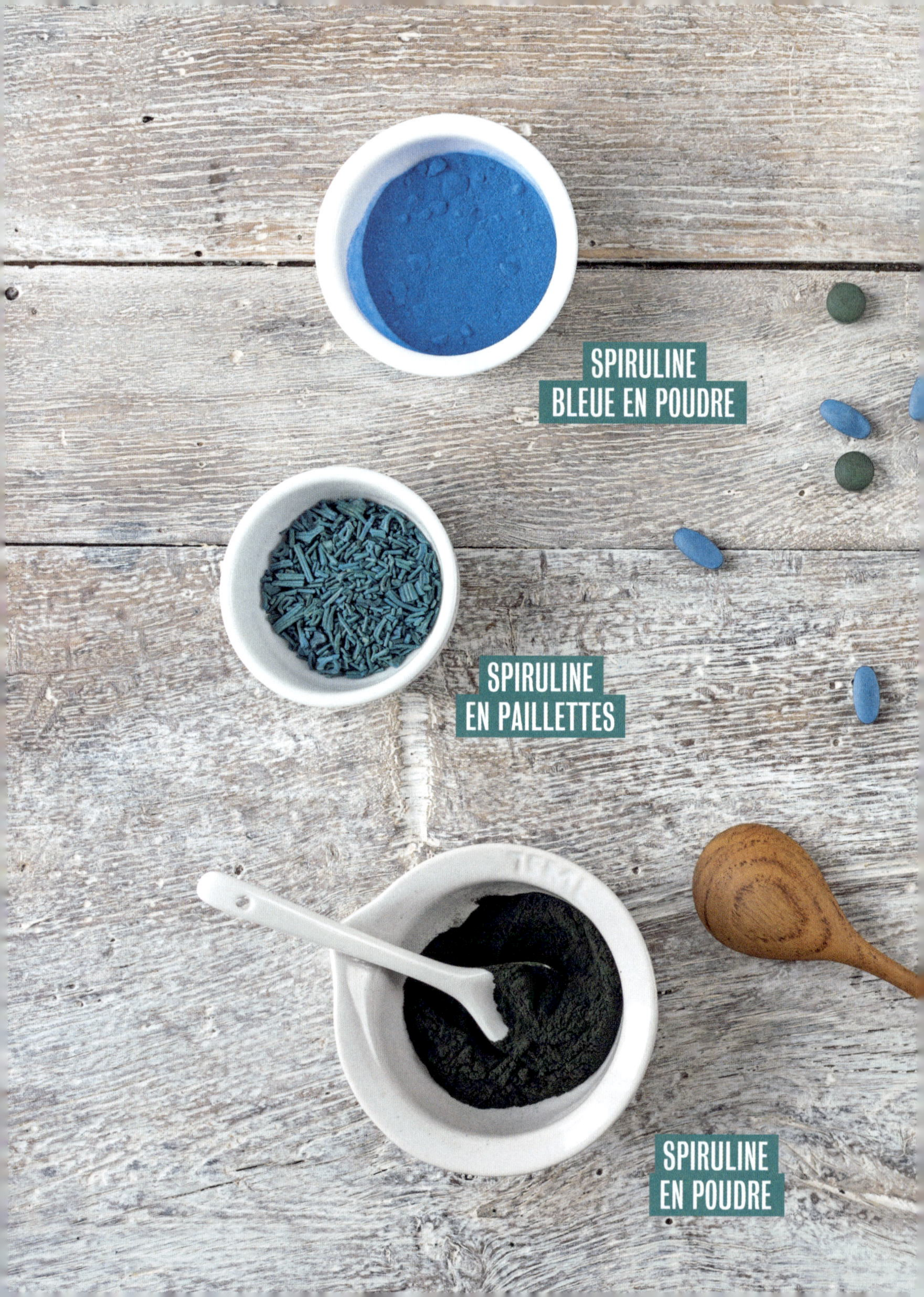
SPIRULINE
BLEUE EN POUDRE
SPIRULINE
EN PAILLETTES
SPIRULINE
EN POUDRE

LES DIFFÉRENTES SORTES DE SPIRULINE

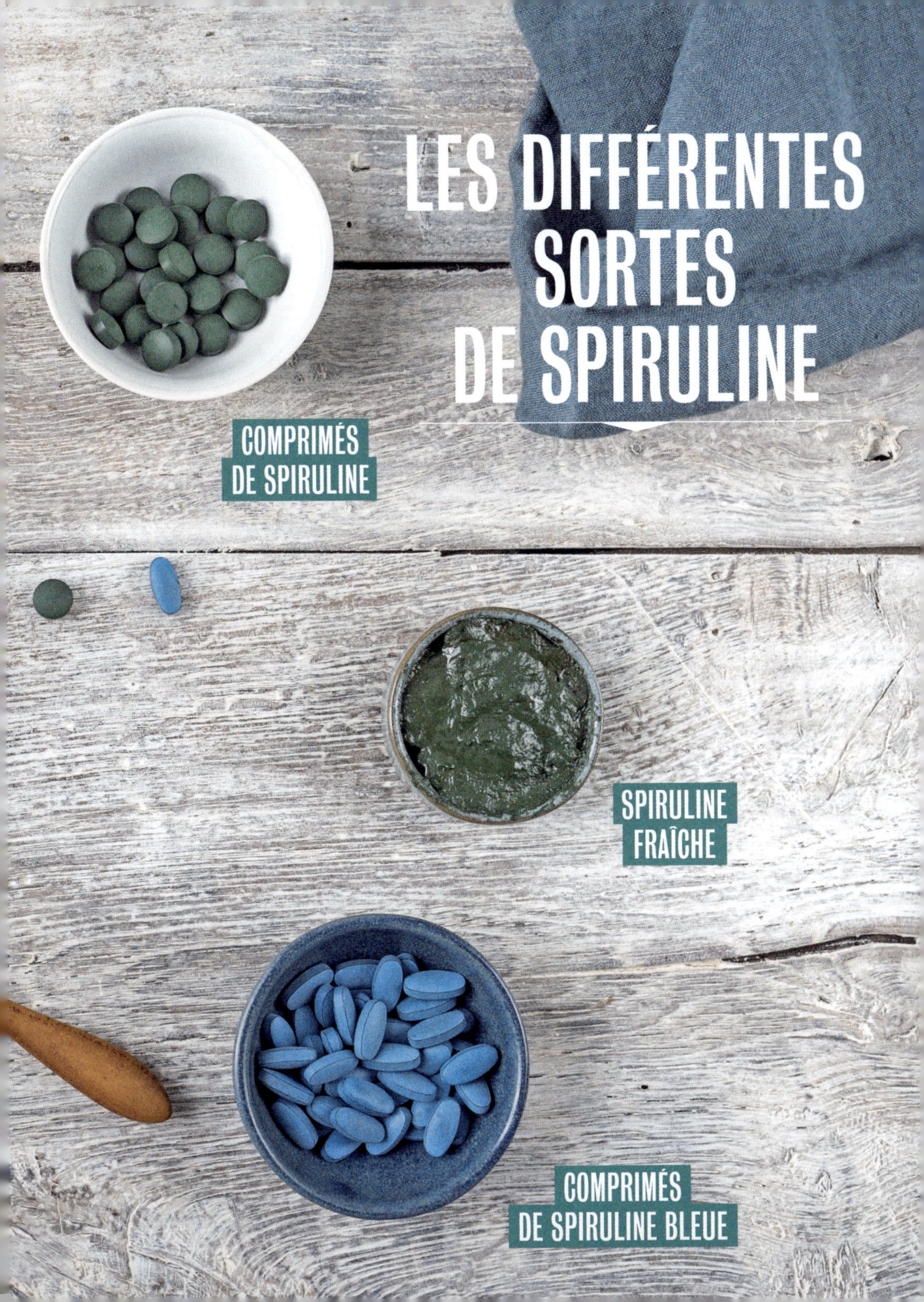

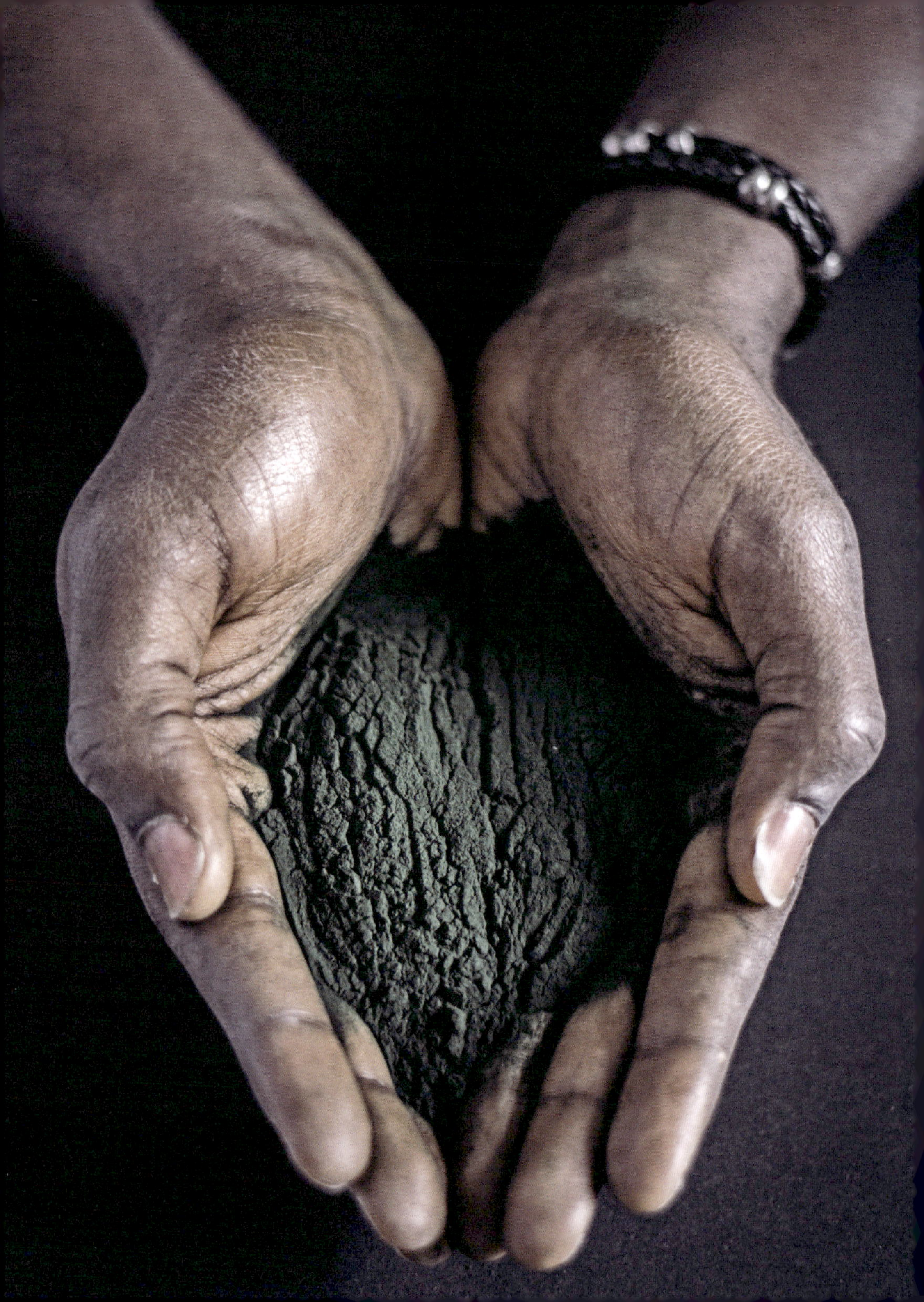

PARTIE 1

LA SPIRULINE

BIENFAITS ET UTILISATION D'UN ALIMENT INCROYABLE

À LA DÉCOUVERTE D'UN ALIMENT INCROYABLE

LA SPIRULINE, C'EST QUOI ?

La spiruline, anciennement appelée « algue bleue », est **l'un des micro-organismes les plus anciens de la planète**, apparu sur Terre il y a 3,6 milliards d'années. Elle fait partie des premières formes de vie, les cyanobactéries. **Elle est issue d'une espèce à part, située entre le règne végétal et le règne animal.** À la naissance de l'univers, ces cyanobactéries produisaient de l'oxygène à partir du dioxyde de carbone pour les autres formes de vie présentes. Elles ont ainsi rendu l'atmosphère respirable, permettant une possible vie aérobie (c'est-à-dire en présence d'oxygène), et elles ont servi de nourriture aux poissons, mammifères marins et à l'espèce humaine.

La spiruline a survécu aux périodes glaciaires car elle est capable de se rétracter en attendant que les conditions redeviennent favorables (c'est comme si elle hibernait).

> LA SPIRULINE [...] EST L'UN DES MICRO-ORGANISMES LES PLUS ANCIENS DE LA PLANÈTE

La spiruline est généralement décrite comme **une algue microscopique en forme de spirale** (dont elle tire son nom, *Arthrospira platensis*) et elle mesure moins d'un demi-centimètre de longueur. D'une couleur bleu-vert, elle est composée de filaments mobiles très petits, non ramifiés et enroulés en spirale, généralement en 6 ou 7 spires.

Les spirales peuvent varier. Ces variations sont en relation directe avec les conditions écologiques rencontrées dans leur habitat : formes spiralées classiques, ondulées et parfois droites.

Arthrospira platensis est l'espèce principale disponible sur le marché, mais 36 autres espèces d'*Arthrospira* sont comestibles.

Les micro-algues font l'objet de nombreux travaux de recherche et de développement. Parmi elles, la spiruline (cyanobactérie), la chlorella (eucaryote très riche en protéines (50%) avec la plupart des vitamines importantes pour l'homme) et la Klamath (micro-algue bleu-vert déjà cultivée par les Amérindiens dans le lac du même nom en Oregon). Ces aliments sont considérés en Europe comme de nouveaux aliments et la consommation de 24 algues – dont la spiruline – est autorisée en France depuis le 10 février 2014.

LA COMPOSITION DE LA SPIRULINE

La spiruline est souvent décrite comme **un aliment miracle voire « magique », car on lui confère des propriétés exceptionnelles**. Elle est composée de plus de 60 substances actives : très riche en calcium et en magnésium, elle contient aussi de nombreuses vitamines et est riche en protéines. Elle est notamment appréciée des végétariens et des végétaliens, car c'est une des seules sources de vitamine B12 non animale sur cette planète. Plus précisément, la spiruline contient 60 à 70 % de protéines (poids sec) dont 95 % sont assimilables par l'organisme (18 acides aminés différents dont 10 essentiels tout au long de la vie), 15 % de glucides, 8 % de lipides, 2 % de fibres et 5 % d'eau.

ELLE EST COMPOSÉE DE PLUS DE 60 SUBSTANCES ACTIVES

Pour donner un ordre d'idée, la spiruline est 28 fois plus riche en fer que les épinards, contient 3 fois plus de protéines que la viande, est 26 fois plus concentrée en calcium que le lait et est 15 fois plus riche en bêtacarotène que la carotte. La spiruline contient également de la phycocyanine, qui lui donne sa couleur.

LES POINTS FORTS DE LA SPIRULINE

Les protéines et les acides aminés

Les protéines jouent un rôle fondamental dans le fonctionnement de l'organisme : renouvellement des tissus musculaires, des phanères (cheveux, ongles, poils), de la matrice osseuse ou encore de la peau. Elle possède une excellente valeur biologique. Elle est facilement assimilable par l'organisme et lorsqu'elle est consommée régulièrement et en quantité suffisante, la spiruline est une très bonne source complémentaire de protéines et d'acides aminés.

Les pigments et les molécules antioxydants et anti-inflammatoires

La phycocyanine : c'est la protéine la plus abondante de la spiruline, on lui attribue de nombreux effets positifs sur la santé : antioxydants, anti-inflammatoires, immunomodulateurs. Elle est présente quasi exclusivement dans la spiruline et elle est le fruit de l'association entre des protéines et des pigments. Ces derniers sont responsables de sa couleur et jouent un rôle de récepteur dans la photosynthèse. Il s'agit de l'un des rares colorants bleu alimentaires et on la trouve dans de nombreux compléments alimentaires ou dans des boissons.
La chlorophylle : il s'agit d'un pigment vert qui permet à la spiruline de faire la photosynthèse, c'est-à-dire de convertir l'énergie lumineuse en énergie chimique. De nombreuses études lui octroient beaucoup de bienfaits : détox (elle participe à aider le corps à rétablir un équilibre acido-basique ainsi qu'à oxygéner le sang), antianémique, digestif, cicatrisant et même purifiant (pouvoir désodorisant).

Le fer biodisponible

Le fer est un minéral qui joue un rôle essentiel dans l'organisme. Il va participer à la fabrication de l'hémoglobine, de la myoglobine et des enzymes impliqués dans la respiration et la synthèse de l'ADN des cellules. Le fer de la spiruline est deux fois mieux absorbé par le corps humain que celui de la plupart des viandes.

Une teneur en vitamine B12 qui ne fait pas l'unanimité

La vitamine B12 est une substance fondamentale qu'on retrouve généralement dans les produits d'origine animale comme la viande, le poisson, les produits laitiers ou les œufs. De nombreuses sources affirment que la spiruline est l'un des rares aliments végétaux dans lesquels cette vitamine est présente ; d'autres sources affirment qu'elle est certes présente mais inactive (inutile pour l'organisme). En réalité, la teneur en vitamine B12 est très variable d'une spiruline à une autre et toutes les spirulines n'en contiennent pas forcément. Si vous êtes végétariens ou végétaliens et que vous souhaitez compléter votre alimentation par la spiruline pour les vitamines B12, regardez l'étiquette de composition du produit afin de vous assurer qu'elle en contienne bien et faites des prises sanguines afin de vérifier son efficacité.

LE MILIEU DE VIE DE LA SPIRULINE

La spiruline se développe dans des eaux chaudes et saumâtres (eaux stagnantes) ainsi que dans les lacs salins des régions tropicales et semi-tropicales. À l'état naturel, on la retrouve dans les lacs salés en Afrique (Tchad, Éthiopie, Tunisie), en Amérique latine (Mexique, Pérou), en Asie du Sud (Inde, Sri Lanka, Thaïlande). Elle est cependant beaucoup moins abondante en Amérique du Nord et en Europe. On observe par exemple la présence de spiruline dans le sud de la France en Camargue, bien que la faible concentration de la cyanobactérie dans ce milieu naturel ne permette pas sa récolte (la spiruline se déplace de lacs en lacs grâce aux pattes des flamants roses).
Son habitat naturel est une eau :

- natronée (contenant du bicarbonate de soude naturel) dont le pH doit être compris entre 8,5 et 11) ;
- saumâtre (de 20 à 70 g de sel par litre d'eau) ;
- chaude (entre 35 et 40 °C). La croissance varie durant la journée, en dessous de 20 °C et au-dessus de 40 °C elle s'arrête ;
- recevant un rayonnement solaire important (principalement celui des zones tropicales ou d'altitude) ;
- riche en nutriments apportés par les affluents des lacs et des sols (fer, azote, urée, acide phosphorique, sulfate de magnésium...) ;
- riche en gaz carbonique et en oxygène.

Comme les végétaux, elle vit de la photosynthèse, c'est-à-dire qu'elle fixe le carbone de l'air pour créer la matière et produire beaucoup d'oxygène. Elle a également besoin de nourriture comme toutes les plantes pour assurer sa croissance. Comme elle n'a pas de racines elle va l'absorber comme une éponge.
Ce milieu naturel, peu propice à la prolifération d'autres micro-organismes garantit une propreté microbiologique.

LA SPIRULINE, UN DES BERCEAUX DE L'ALIMENTATION HUMAINE

UNE HISTOIRE QUI DÉBUTE SUR LES CONTINENTS AFRICAINS ET AMÉRICAINS...

Comme tout aliment connu depuis des millénaires par différentes cultures à travers le monde, la spiruline dispose de ses propres mythes et légendes. Quelles que soient les sources, on lui prête toujours à la fois une histoire africaine et une autre américaine.

La spiruline est utilisée par de nombreux peuples dès l'Antiquité, puis par les Aztèques et les populations du lac Tchad qui la récoltent à la surface des lacs grâce à des filets à mailles très fines. Séchée, elle était utilisée comme farine pour les tortillas et gâteaux. Plusieurs légendes entourent l'origine de l'utilisation de la spiruline ;

– les soldats de l'empereur aztèque Montezuma au XVe siècle, lorsqu'ils devaient ramener du poisson, parcouraient plusieurs centaines de kilomètres en mangeant de la spiruline à chaque pause. En effet, les Aztèques récoltaient une boue bleu-vert dans le lac de Texcoco qu'ils faisaient sécher au soleil avant de la découper en petites briques. Ce produit était appelé « *Tecuithal* », « excrément de pierre », car ils pensaient qu'il était produit par des minéraux. Il entrait dans la composition des galettes que les soldats emportaient au combat. Cette boue était utilisée comme complément de farine pour le pain ou mangée comme du fromage ;
– l'autre légende provient d'Afrique, d'un peuple du Tchad, les Kanembous qui, au XVe siècle, filtraient la spiruline du lac Tchad et la mélangeaient avec du mil pour former un gâteau qu'ils mangeaient avec du poisson et une sauce tomates-épices-piments ; ils étaient ainsi épargnés par les épisodes de famine causés par la sécheresse.

Par la suite, en Amérique latine, au XVIe siècle, les conquistadors asséchèrent les lacs pour faire des terres cultivables et des pâturages, entraînant la disparition de la spiruline.

La spiruline n'a pas pour autant disparu à l'état naturel ou dans la consommation traditionnelle de certains peuples. Le Tchad en est un bon exemple, et ce pays nous amène à découvrir le *Dihé* (nom local de la spiruline), qui se développe en quantité importante dans le Kanem et le lac Tchad. Le *Dihé* est récolté par les femmes et est consommé par les populations riveraines, par le peuple Kanembou, sous forme de galettes sèches obtenues à partir de spiruline récoltée sur les rivages des lacs. Dans cette région, de longues dunes d'une trentaine de mètres de hauteur sont alignées perpendiculairement au vent dominant et permettent la formation de petites mares appelées «*ouadis*», dans lesquelles la spiruline est récoltée et souvent séchée sur place.
Le procédé traditionnel ou naturel du *Dihé* comprend 2 étapes principales, à savoir : le ramassage et le séchage à même le sol. Les femmes pénètrent dans l'eau et ramassent la spiruline à l'aide de tasses et de bassines. Une femme peut en récolter 4 à 8 kg par jour. Le mélange eau et spiruline est versé dans des cuvettes de sable construites pour la circonstance. Après 1 à 3 jours de séchage au soleil, le produit obtenu en forme de galettes est emballé puis conservé dans des sacs ou dans des récipients. Il est consommé sous forme de sauce ou vendu sur les marchés du Tchad, du Nigeria et du Niger. Du fait de mauvaises conditions de récolte, de séchage et/ou de conservation, le *Dihé* est souvent plein de grains de sable et prend l'humidité. Il est intégré à l'alimentation tchadienne en sauce, nature, mais également aux haricots, au poisson séché ou à la viande.

... ET QUI SE POURSUIT PAR SA REDÉCOUVERTE RÉCENTE PAR LES OCCIDENTAUX

L'attrait des Occidentaux pour la spiruline est relativement récent au regard de son histoire. La redécouverte de la spiruline est due à Turpin, qui l'isola en 1827 à partir d'un échantillon d'eau douce, puis en 1844 à deux chercheurs, Wittrock et Nordstedt, qui signalent la présence d'une micro-algue de couleur bleu-vert près de Montevideo. Dès 1940, un physiologiste français, Dangeard, s'intéressa à la consommation du *Dihé,* et plus spécifiquement à un pain tchadien à base de spiruline, car dans la région où il était consommé les enfants ne souffraient pas de malnutrition. Durant la Seconde Guerre mondiale plusieurs pays, dont le Japon et l'Allemagne, essayèrent de faire

« pousser » des algues afin de nourrir les soldats face au blocus. Pour le Japon, ce fut la chlorelle, une autre cyanobactérie qui fut utilisée et incorporée dans de nombreux aliments (biscuits, lait en poudre, boissons, etc.).

En 1967, la spiruline fut nommée « *Wonderful futurefood source* » par The International Association of Applied Microbiology. Cette même année Durand-Chastetchadl, un ingénieur français qui prit la direction d'une unité de production de carbonate de soude sur le lac Texcoco, comprit que l'algue qui le gênait tant dans ses chaînes de production était consommée depuis des années par les peuples du lac Tchad. Avec l'américain Fox, ils commencèrent la culture de la spiruline, car ils voyaient en elle un complément alimentaire d'exception et la solution au problème de la faim dans le monde.

En 1974, la FDA reconnaît les bienfaits de la spiruline. Cette même année, **The United Nations World Food Conference déclare la spiruline *« best food for the future »*.**

Dès lors, elle peut être légalement commercialisée comme nourriture ou complément nutritionnel si elle est étiquetée correctement et si elle ne contient pas de substances contaminées ou altérées, lui permettant ainsi d'être incorporée dans des produits alimentaires (pâtes, barres de céréales, composants de salades). Elle peut aussi être utilisée comme colorant alimentaire. En 1979, la spiruline arrive dans les premiers magasins aux États-Unis. La même année fut créée en Californie une firme, *Earthrise*, aujourd'hui leader mondial sur le marché de la spiruline. En France, il aura fallu dix ans pour que le Conseil supérieur d'hygiène publique donne un avis favorable à la consommation d'algues en 1984. À partir des années 1980 apparaissent les photobioréacteurs, c'est-à-dire des unités de production industrielle qui vont permettre d'exploiter la spiruline à différentes fins : production de biomasse et de chaleur, dépollution de l'air, alimentation, etc.

LE MARCHÉ ACTUEL DE LA SPIRULINE

Il peut apparaître surprenant que la spiruline ne soit pas plus consommée dans nos sociétés occidentales, vu sa richesse nutritionnelle. Dès sa redécouverte en Occident, ce sont les marchés les plus lucratifs (diététique et cosmétique) qui se sont emparés de la spiruline, laissant de côté les recherches thérapeutiques ou de lutte contre la malnutrition. La spiruline est ainsi restée un produit « haut de gamme », avec un prix

élevé et inaccessible pour ceux qui en ont le plus besoin, passant de la cueillette traditionnelle à d'immenses exploitations industrielles.
Le marché actuel de la spiruline est en plein essor. En 2019, d'après le cabinet *Imbrikation*, la spiruline représente une production annuelle mondiale de 5 000 à 6 000 tonnes. Les principaux producteurs sont la Chine, l'Inde et les États-Unis. La spiruline est également produite en Côte d'Ivoire, au Mali ou encore au Burkina Faso. En France, seulement 60 à 70 tonnes sont produites chaque année face à une consommation annuelle de 250 tonnes, nécessitant une forte importation de spiruline pour répondre à la demande des consommateurs. Les différents cabinets américains estiment que le marché va croître entre 6 et 7 % d'ici 2022 et atteindre 238,3 millions de dollars. Suivant cette logique, de nombreux fonds de pension américains et des firmes privées investissent massivement dans ce secteur. En France, le marché reste encore confidentiel malgré une dynamique sociale forte :

- l'attrait pour les consommateurs : le mot-clé « spiruline » donne plus de 3,67 millions de résultats via le moteur de recherche Google en janvier 2019 ;
- la conversion de nombreux agriculteurs traditionnels en producteurs de spiruline ;
- le lancement de nouvelles fermes à spiruline sur le territoire (même une ferme urbaine à Paris) ;
- des start-up proposent un cultivateur domestique de spiruline.

Au sein de cet écosystème dynamique, des figures devenues presque historiques, comme Gilles Planchon ou Jean-Paul Jourdan, militent pour une démocratisation de la consommation mais également pour une appropriation par tous des pratiques de culture de la spiruline. Sur son site internet *Spirulina Solutions*, Gilles Planchon propose à la vente des souches vivantes de spiruline pour démarrer sa propre culture, des nutriments (alimentation de la spiruline lors de sa production) ainsi que des explications détaillées concernant le démarrage d'une exploitation domestique de spiruline.
L'acteur le plus visible de la filière française demeure la FSF, c'est-à-dire la Fédération des spiruliniers de France. Elle compte 171 membres (producteurs indépendants de spiruline) dont 84 en cours d'installation. Actrice engagée, la FSF œuvre pour obtenir une certification bio AB en France, bénéficiant actuellement uniquement de la certification

Ecocert depuis mai 2017. À l'inverse, certaines spirulines étrangères sont labellisées « bio » car elles ne répondent pas au même cahier des charges. Ces différences entraînent des écarts de coût et de qualité : séchage intensif qui détruit les qualités nutritives du produit, contamination, etc.
La spiruline est à présent incluse dans le champ d'application du Règlement UE RCE 889/2008 en tant que denrée pour l'alimentation humaine. Il est désormais possible d'acheter de la spiruline française certifiée « bio » avec des contrôles spécifiques à sa culture (respect des principes de l'aquaculture biologique, origine des souches/spores biologiques, nature des régulateurs de pH et des fertilisants utilisés, nettoyage des équipements et des installations, lavage des algues à l'eau potable). Il existe également de la spiruline certifiée « Naturland » (utilisation exclusive d'intrants végétaux et biologiques certifiés dans le processus de production) disponible dans des magasins comme Biocoop ou La Vie Claire. La FSF travaille actuellement avec la FNAB pour faire adopter un cahier des charges bio AB, afin de rajouter des règles concernant les méthodes de production (utilisation d'azote et d'engrais uniquement bio, températures de séchage inférieures à 60 °C, pas de rejets d'effluents dans la nature).

UN CONTEXTE PROPICE À L'ESSOR DE LA CONSOMMATION DE SPIRULINE

Comme l'explique le cabinet *Imbrikation*, les tendances de consommation dans l'alimentation ont fortement évolué ces dernières années : émergence et développement du bio, intérêt des individus pour l'impact sur l'environnement du produit qu'il consomme, volonté de trouver une alternative aux protéines animales, volonté d'acheter des produits locaux, impact du digital dans les choix de consommation alimentaire, sensibilité à l'impact des produits sur la santé, attrait pour les cosmétiques naturels et augmentation du marché de l'alimentation des animaux de compagnie.
La spiruline semble pouvoir apporter une réponse à ces attentes des consommateurs :
- démocratisation de la spiruline dans les magasins spécialisés (Bio) ;
- évolution de la réglementation concernant la labellisation de la spiruline ;

- développement de produits à base de spiruline disponibles en grande distribution ;
- peu d'eau est nécessaire à la culture de la spiruline et avec un taux de rendement important ; il faut 2500 litres d'eau pour la production de 1 kg de protéines par hectare et par an de spiruline, alors qu'il faut 8800 litres pour du soja, 12400 litres pour du maïs et 102000 litres pour l'élevage intensif du bœuf ;
- alternative aux protéines animales la spiruline peut se substituer à une partie des compléments alimentaires consommés par les végétariens, végétaliens et vegans (teneur en vitamine B12) ;
- « instagramabilité » de la spiruline, ce qui en fait un allié de taille pour les marques et les influenceurs (aliment coloré en bleu notamment grâce à la phycocyanine) ;
- développement de productions locales à travers toute la France ;
- croissance du marché des compléments alimentaires et du scoring des produits, comme par exemple avec des applications comme « Yuka » ou « Yakoidedans » ;
- arrivée de croquettes enrichies en spiruline pour les chats et les chiens ;
- explosion du marché du fait-maison pour les cosmétiques naturels ; par exemple le site internet *Equitalgue* propose la recette d'une crème hydratante maison à base de spiruline.

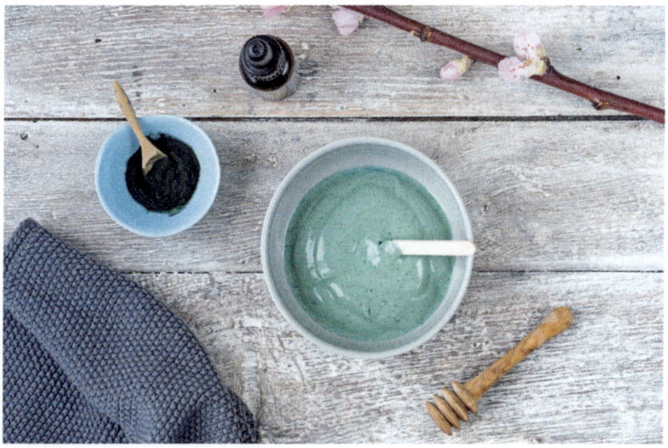

Masque pour cheveux à la spiruline
(voir recette p. 143)

LA SPIRULINE ET L'INNOVATION

En plus d'être un marché en plein essor, la spiruline est également un marché innovant. De plus en plus d'entreprises commercialisent des produits à base de spiruline : cookies, mayonnaise, barres de céréales, boissons, produits cosmétiques, etc. Mais **la spiruline dépasse les préoccupations agro-alimentaires et s'empare des problématiques spatiales comme environnementales.**

Le projet MELiSSA (Microecological life support system alternative), qui a été lancé en 1989 par l'agence spatiale européenne (ESA), a pour objectif de recycler les déchets organiques des astronautes et les émissions de CO_2 pour les transformer en oxygène, eau potable et nourriture. La spiruline a été sélectionnée pour ce projet en raison de ses propriétés nutritives et de sa capacité à produire de l'oxygène.

Actuellement des expériences de culture de la spiruline en photobioréacteurs contrôles sont en cours dans différents centres de recherche (France, Pays-Bas, Belgique, Espagne). Ces recherches ont donné lieu à la conception d'un écosystème artificiel fermé, composé de 5 compartiments formant une boucle de recyclage qui est en cours d'élaboration dans les laboratoires de l'Université autonome de Barcelone :

- premier compartiment : recueil de l'ensemble des déchets organiques alimentaires, fécaux et urinaires des membres de l'équipage ;
- deuxième compartiment : des bactéries transforment les déchets solides et liquides en dioxyde de carbone, acides gras volatils et ammoniac ;
- troisième compartiment : transformation par d'autres bactéries d'acides gras volatils en biomasse consommable et d'ammoniac en nitrates (source d'azote utilisable pour la photosynthèse) ;
- quatrième compartiment : il contient de la spiruline qui va utiliser le CO_2, l'eau et les minéraux pour sa croissance, fournir de l'oxygène pour régénérer l'atmosphère et générer de la biomasse riche en protéines pour alimenter les cosmonautes ;
- cinquième compartiment : il abrite l'équipage.

D'autres initiatives font également prendre de la hauteur à la spiruline. C'est le cas d'*Energaïa*, une entreprise thaïlandaise qui cultive la spiruline sur les toits de Bangkok. Son objectif : produire à bas coût une spiruline de qualité dans un minimum d'espace. Autre exemple : celui du projet « Nomade des mers ». Une expédition française menée à bord du *Nomade* a été lancé en 2016 afin de sillonner les mers du globe et parler d'écologie. La particularité ? Une petite station autonome de spiruline à bord pour nourrir l'équipage.

LA SPIRULINE, PRODUCTION ET CONDITIONNEMENT

LES DIFFÉRENTS TYPES D'EXPLOITATION DE SPIRULINE

Actuellement, **il existe différents types d'exploitation, de la plus artisanale à la plus moderne**.

CULTIVATEUR DOMESTIQUE (production individuelle)

Il s'agit d'une culture individuelle et domestique d'intérieur ; 5 litres d'eau adaptés suffisent à produire toutes les semaines plusieurs dizaines de grammes de spiruline pour la consommation familiale. Cette culture peut se mettre en place grâce à des objets de récupération (moins de 20 euros par an) ou être proposée par des start-up à plusieurs centaines d'euros (cf. Cahier pratique à la fin de l'ouvrage).

PRODUCTION ARTISANALE (production basse)

Il s'agit de la culture des « pots de boue ». Dans un pot de 35 à 40 litres sont mélangés une bouillie de biogaz, des sels marins, du dihydrogène, du potassium, du phosphate, du chlorure de sodium et des souches de spiruline dans de l'eau. Ces pots sont conservés au soleil, agités au moins 4 fois par jour et après 3 à 4 jours de maturation, le mélange est filtré sur un chiffon propre et lavé à l'eau douce avant d'être séché puis consommé sous forme de poudre.

FERME DE SPIRULINE (production importante)

Il s'agit des productions que l'on peut trouver dans les fermes de spiruline des membres de la FSF. Elles produisent dans 1 000 m^2 de bassins plus de 500 kg de spiruline par an. Dans ces bassins, l'eau est continuellement brassée par une roue à aubes afin que la spiruline absorbe un maximum de dioxyde de carbone et que celle qui est en

surface ne soit pas brûlée par les rayons du soleil. Au moment de la récolte, des pompes aspirent l'eau des bassins remplis de spiruline et la font passer par des filtres très fins. La biomasse obtenue est ensuite pressée puis séchée sous forme de spaghettis grâce à un extrudeur pendant 6 heures dans un séchoir à basse température (40 °C afin de conserver un maximum de vitamines et nutriments) avant de la conditionner sous forme de paillettes, de poudre, de gélules ou de comprimés.
Depuis 2005, une formation pour la culture de spiruline a été mise en place au Centre de formation professionnelle et de promotion agricoles (CFPPA) de Hyères. Chaque année une session de trois mois est proposée pour devenir responsable d'exploitation de spiruline dans les pays en voie de développement.

FERME DE SPIRULINE (production industrielle)

Les pays industrialisés produisent à grande échelle depuis les années 1970, pour le marché des compléments alimentaires. Les États-Unis ont les plus grandes fermes de production en Californie et à Hawaï, régions à fort taux d'ensoleillement. Pour exemple, la ferme d'*Earthrise* en Californie fait 43 hectares et produisait en 2002 à elle seule 450 tonnes de spiruline (15 % de la production mondiale). Ses bassins font la taille d'un terrain de football, la récolte se fait par aspiration, la spiruline est atomisée à haute température pour être séchée par pulvérisations successives (*spray drying*) et réduite en poudre. Cette poudre est mise en gélules mais a perdu beaucoup de ses principes actifs, notamment les plus sensibles (phycocyanine, SOD, vitamines, oligoéléments).

FERME DE SPIRULINE (pays en développement)

Ces pays cultivent la spiruline dans des fermes à petite échelle, c'est une source de protéines pour lutter contre la malnutrition. Ils utilisent comme intrant (c'est-à-dire comme nourriture) le natron des lacs voisins, et l'eau provient des puits. Un des problèmes que rencontrent ces cultures est le coût des matières inorganiques si elles ne peuvent pas utiliser les déchets d'affluents aux alentours.

LES DIFFÉRENTS TYPES DE CONDITIONNEMENT DE LA SPIRULINE

La spiruline est principalement connue comme complément alimentaire par les consommateurs. Or, elle peut être conditionnée sous différentes formes plus ou moins adaptées aux bénéfices recherchés par le produit.

PÂTE FRAÎCHE PRESSÉE

Il s'agit sans doute du conditionnement le moins connu de la spiruline, et à tort ! Ce que nous appelons pâte fraîche pressée représente la spiruline filtrée finement et « essorée » lors de sa récolte dans l'eau. De couleur bleu-vert intense, elle ressemble à une fine purée d'épinards. Sous cette forme la spiruline est très fragile. Elle se conserve 2 jours au réfrigérateur mais peut être également congelée.

Pour s'en procurer sous cette forme, **il est nécessaire de se rendre directement chez un producteur près de chez vous**, en se référant à la carte des spiruliniers disponible sur le site internet de la FSF. Les producteurs ne sont pas tenus d'accepter de la vendre. Pour la réalisation de ce livre, nous nous sommes approvisionnés à la ferme du Garlaban à Cuges-les-Pins, non loin de Marseille (https://spirulinedugarlaban.com).

La spiruline fraîche sous forme de pâte pressée n'a pas d'odeurs fortes (à l'inverse de certains conditionnements séchés) et son goût est léger. Cela permet une intégration facile aux recettes du quotidien, car elle se cuisine aussi bien avec du sucré que du salé. L'intérêt est de manger la spiruline avant qu'elle ne soit séchée et ainsi de profiter d'un aliment dit vivant, avec des propriétés nutritives plus intéressantes.

On parle d'aliment vivant car la spiruline (micro-organisme) survit lorsqu'elle est hors de son milieu naturel. Très résistante, elle va en quelque sorte se replier sur elle-même en attendant de meilleures conditions de vie. Par exemple, si vous décongelez de la spiruline et que vous la remettez dans un milieu liquide et adapté, sa culture va reprendre.

ELLE PEUT ÊTRE CONDITIONNÉE SOUS DIFFÉRENTES FORMES PLUS OU MOINS ADAPTÉES AUX BÉNÉFICES RECHERCHÉS PAR LE PRODUIT

GALETTE DE PÂTE FRAÎCHE DÉSHYDRATÉE

Il s'agit d'une méthode de séchage traditionnelle qui, comme nous l'avons abordé précédemment, permet à partir de spiruline fraîche non filtrée et essorée de produire le *Dihé*. Cette galette principalement vendue sur les marchés urbains des pays africains où elle est récoltée permet d'une part de **conserver la spiruline sous des climats très chauds et sans réfrigérateur, et d'autre part de conserver l'aliment vivant.** En effet, suivant des étapes de réhydratation successives, la spiruline « endormie » peut repartir en culture. Sous ce conditionnement, la spiruline prend la forme de cubes ou de tablettes solides et peut être transportée facilement.

SOUCHES DE SPIRULINE VIVANTE

Moins destinées à la consommation qu'à la production, Gilles Planchon propose des souches de spiruline diluées dans l'eau. Elles sont accessibles via son site internet (www.spirulinasolutions.fr) et peuvent être livrées par voie postale. Elles sont **nécessaires pour débuter sereinement une culture de spiruline de qualité** (on peut également débuter une culture avec une pâte fraîche pressée).
Si la spiruline fraîche est si bien, pourquoi la sèche-t-on ? Pour la conserver dans le temps : la spiruline sèche pourra se conserver au moins 2 ans. Ainsi la spiruline fraîchement pressée va être séchée afin d'être transformée en paillettes, qui pourront elles-mêmes devenir de la poudre pour ensuite être vendues en vrac en pharmacie, parapharmacie, magasin bio ou sur Internet.

PAILLETTES

Le séchage solaire est trop inconstant pour être utilisé. Les spiruliniers utilisent un séchage ventilé à basse température **qui permet de ne pas dénaturer la spiruline** et donc de conserver ses qualités intrinsèques. La spiruline sous cette forme est représentée par des petits bâtonnets ou des pétales ; cela s'explique par la forme gardée par le produit après avoir été passé à la machine à extruder, avant le séchoir. La spiruline en paillettes ou en poudre, qui conserve **de très bonnes propriétés nutritionnelles car très peu transformée**, développe une odeur d'algues marines qui peut être assez forte. Il en va de même pour le goût qui peut être difficile à intégrer dans une alimentation quotidienne. Elle peut être saupoudrée sur des plats ou intégrée dans des recettes.

POUDRE

Le conditionnement en poudre conserve **les mêmes qualités nutritionnelles que celui en paillettes**, car le procédé de séchage est le même. La poudre, quant à elle, s'intègre plus facilement aux recettes, comme diluée dans un smoothie ou un jus de fruits ou de légumes.
Le conditionnement de la spiruline en paillettes et en poudre représente la solution **la plus économique** (peu de transformations sur le produit) **et de meilleure qualité nutritionnelle**. Attention cependant à la qualité de production. (Cf. Comment bien choisir sa spiruline ?)

COMPRIMÉS

Il s'agit du conditionnement le plus connu à l'heure actuelle en France. Sous forme de comprimés, la spiruline est perçue comme un complément alimentaire. Souvent plus cher que la spiruline en paillettes ou en poudre, ce conditionnement s'avère **pratique pour des cures ponctuelles**. L'odeur est plus légère et on sait précisément la quantité à prendre.

GÉLULES

Il existe également à la vente de la spiruline en gélules (poudre dans des gélules) qui **se consomme de la même manière que les comprimés**. Vous pouvez également utiliser les comprimés ou les gélules pour la cuisine : il vous suffit d'écraser les comprimés ou de récupérer la poudre de la gélule. Sous cette forme, la spiruline coûte généralement plus cher (plus de transformations du produit). Il est nécessaire de faire attention à la provenance des produits.

AMPOULE

Il s'agit d'un conditionnement peu connu en France, mais qui peut s'avérer trompeur pour le consommateur. Le produit est souvent présenté comme un élixir alors qu'il n'est la plupart du temps qu'un extrait de spiruline mélangé à de l'eau et à des excipients. Ceux qui la commercialisent insistent sur le fait qu'elle est fraîche et non transformée. En réalité elle est extraite à froid, c'est-à-dire séchée (comme pour les comprimés ou la poudre), avant d'être réintroduite dans une formule liquide. De plus, l'ajout d'autres nutriments démontre que sa qualité et sa richesse en nutriments ont été détériorées au cours du processus de fabrication. Le produit sous cette forme est aussi bien commercialisé pour les cures (complément alimentaire), que pour les animaux.

COLORANT ALIMENTAIRE NATUREL

La spiruline est l'unique colorant alimentaire autorisé en Europe. C'est la phycocyanine (pigment bleu) contenue dans l'aliment qui va donner de telles propriétés de coloration, comme par exemple pour le Smarties® bleu de la célèbre marque ou encore pour certaines friandises Haribo®. À la maison vous pouvez mettre un peu de spiruline (peu importe sous quel conditionnement) dans un verre d'eau. Rapidement, le pigment bleu va apparaître et teinter l'eau.

LA SPIRULINE EST L'UNIQUE COLORANT ALIMENTAIRE AUTORISÉ EN EUROPE

Le pouvoir colorant de la spiruline s'illustre à travers une nouvelle tendance alimentaire, la *Unicorn food* (ou « nourriture licorne »). Il s'agit de plats simples de tous les jours qui sont revisités avec une bonne dose de fantaisie. Pour faire de la cuisine licorne, il faut soit représenter un animal de manière réaliste, soit que l'aliment soit le plus coloré possible. La spiruline est donc très utile pour obtenir cette fameuse couleur bleue. Cette couleur a même donné naissance à une tendance qui lui est propre sur les réseaux sociaux, celle de la « *blue magic* », tendance qui se confond très souvent sur les sites internet avec une marque américaine (BlueMajik) qui commercialise de la poudre de spiruline bleue. En plus de donner une coloration sympathique à nos plats préférés (smoothies, yaourts), son procédé de fabrication permet d'obtenir une poudre qui n'a pas d'odeur ou de goût (si l'on respecte les proportions) et qui se déguste donc facilement. C'est un produit cher (plus de 50 euros les 50 g) qui n'est pas encore accessible à la vente en France. Vous pouvez vous le procurer par internet dans d'autres pays européens ou aux États-Unis, sous réserve que l'entreprise livre en France.

LA SPIRULINE, UNE ALLIÉE DU QUOTIDIEN

LES BIENFAITS DE LA SPIRULINE

Souvent présentée comme l'aliment miracle, la spiruline n'en est pas pour autant un produit magique! Face à la profusion de discours enchantés et souvent sans fondements scientifiques, Il existe près de **200 études qui démontrent scientifiquement ses bienfaits pour la santé et pour l'environnement**. Par contre, certaines contre-indications médicales sont à connaître pour ne pas inhiber les bienfaits de la spiruline sur la santé, ou pire la mettre en danger.

LA SPIRULINE, UN BON ANTIOXYDANT

La spiruline est riche en vitamine E et en phycocyanine (pigment bleu-vert). Tous deux sont des antioxydants puissants qui vont jouer le rôle de barrière contre les radicaux libres. Ils aident à protéger les cellules du vieillissement prématuré.

LA SPIRULINE ET LA SANTÉ DU CHEVEU

La consommation de spiruline permet un apport en vitamines A, B5, B8, en bêtacarotène, en manganèse et en zinc. Ces différents éléments ont des propriétés reconnues pour régénérer les cheveux abîmés et favoriser la repousse, pour limiter la perte de cheveux et le nombre de cheveux blancs. Ils permettent également de rendre les cheveux plus souples et plus brillants.

LA SPIRULINE ET LA GLYCÉMIE

Il est démontré scientifiquement que la spiruline sous forme dissoute permet d'abaisser la glycémie à jeun, tandis que la spiruline sous forme solide (paillettes, par exemple) diminue la glycémie après la consommation de glucose. Elle prévient également les atteintes rénales observées chez les patients diabétiques et, en limitant la prise de poids, limite les pathologies annexes. L'intérêt de la spiruline pour gérer le taux de glycémie d'un individu ne se suffit pas à lui-même. Il arrive en complément de mesures hygiénico-diététiques adaptées à la pathologie de l'individu.

LA SPIRULINE ET LE CHOLESTÉROL

L'excès de cholestérol peut être un terreau fertile au développement d'autres pathologies, comme l'infarctus ou les maladies cardiovasculaires, qui peuvent être liées au régime alimentaire des individus. Une alimentation trop riche, c'est-à-dire trop salée, trop grasse et trop sucrée, se conjugue à une multitude d'autres facteurs comme la fatigue, le stress ou encore l'alcool. Grâce à sa forte teneur en acides gamma-linoléniques, la spiruline permet de faire diminuer le taux de cholestérol d'un individu, en complément bien sûr d'un régime alimentaire adapté. Une cure de spiruline peut se mettre en place dès la découverte d'un taux de cholestérol trop élevé lors d'une prise de sang, avant d'opter pour un traitement plus classique. Dans tous les cas, il est nécessaire d'en discuter avec son médecin généraliste afin de mettre en place le meilleur équilibre possible : alimentation, style de vie, cure de spiruline, traitement.

LA SPIRULINE POUR BOOSTER LES DÉFENSES IMMUNITAIRES

Riche en antioxydants, la spiruline permet de booster ses défenses immunitaires au quotidien. Ainsi, des cures régulières permettent de lutter efficacement contre le rhume ou la grippe par exemple. Des études cliniques ont été réalisées en 2015 auprès de 320 patients atteints de VIH et il a été constaté qu'une alimentation équilibrée associée à une cure de spiruline permettait de réduire la charge virale à 6 mois.

LA SPIRULINE CONTRE LA MALNUTRITION

L'association *Antenna Technologies* a démontré par des essais cliniques que l'absorption d'une dose quotidienne de 1 à 3 g de spiruline pendant 4 à 6 semaines suffit à guérir un enfant souffrant de malnutrition grave. Par exemple, au Niger, une ferme à spiruline d'initiative locale et autonome produit et distribue 30 % de sa production aux enfants souffrant de malnutrition.

LA SPIRULINE EN PRÉVENTION CONTRE LE CANCER

La spiruline, grâce à la richesse de ses propriétés nutritionnelles, permet de prévenir différents types de cancer. Par exemple, les chercheurs ont montré que la spiruline est capable d'inhiber la croissance et le développement des tumeurs résultant d'une surexposition aux rayons UVB du soleil (cancer de la peau). D'autres études ont montré que la spiruline favorise la mort cellulaire des cellules anormales, prévient l'inflammation, tout en ayant des effets antioxydants bénéfiques (anomalies de la reproduction et cancer). Autre exemple : la phycocyanine présente dans la spiruline permet de réduire la vitesse à laquelle les cellules cancéreuses du foie se multiplient, tout en favorisant la mort cellulaire des cellules anormales. Bien évidemment, une cure de spiruline ne peut en aucun cas se substituer à un traitement classique contre le cancer.

Les propriétés de la spiruline ont été également prouvées dans la lutte contre d'autres pathologies comme les allergies, l'anémie ou encore l'hypertension, mais aussi pour l'amélioration de la vision et la lutte contre la fatigue.

LA SPIRULINE, UN BON CHÉLATEUR

Il est intéressant de noter que la spiruline n'est pas seulement bonne pour la santé, elle l'est également pour la planète ! Comme nous l'avons abordé précédemment, la spiruline nécessite peu d'eau pour sa culture, mais elle dispose d'une autre propriété très intéressante, celle de la chélation. Il s'agit d'un processus physico-chimique qui emprisonne le métal nécessaire à la vie (magnésium, fer) mais aussi celui qui est indésirable (plomb, aluminium, mercure).

Enfin, on attribue à la spiruline d'autres perspectives thérapeutiques concernant l'aide à la minceur, l'accompagnement de la femme enceinte et allaitante, les troubles du sommeil, l'anxiété, le fonctionnement cérébral. Bien que les éléments composant la spiruline semblent adaptés aux pathologies que nous venons de lister, aucune étude clinique n'a encore eu lieu.

LES SAVOIRS TRADITIONNELS ASSOCIENT À LA SPIRULINE D'AUTRES VERTUS CURATIVES

La spiruline fraîche peut être utilisée en cataplasme pour :
- brûlures, blessures, acné ;
- infections cutanées ;
- diverses maladies de peau (psoriasis, herpès) ;
- nutrition de la peau et des cheveux ;
- cicatrisation.

L'eau de la culture peut :
- guérir de nombreuses maladies de peau (champignons, infections) ;
- assainir les plaies.

Au Tchad, elle sert traditionnellement à soigner les oreillons tandis qu'au Pérou elle va être utilisée comme shampooing et remplace le savon pour se laver ; les lépreux venaient de loin se soigner dans un lac de spiruline nommé Huacachina.

À QUI S'ADRESSE LA SPIRULINE ?

La spiruline est présentée par certains comme un complément alimentaire naturel et par d'autres comme un superaliment. Dans tous les cas, il s'agit d'un allié au quotidien. Comme toute supplémentation alimentaire, elle n'a d'effet qu'en complément d'un rythme de vie sain et d'un régime alimentaire équilibré. Grâce aux différents conditionnements disponibles, la spiruline peut être consommée ponctuellement et en cure : booster les défenses immunitaires, lutter contre la fatigue ou permettre d'accompagner l'individu à différentes étapes de sa vie.

LA SPIRULINE POUR ACCOMPAGNER LA CROISSANCE DES ENFANTS ET SURTOUT DES ADOLESCENTS

La spiruline est **particulièrement adaptée aux adolescents**, pour les accompagner dans leurs différentes phases de croissance, car elle contient des protéines complètes, des vitamines, des glucides et des lipides. Elle permet également de limiter les carences alimentaires dues à une alimentation qui n'est pas toujours équilibrée, tout en aidant à lutter contre la fatigue, les troubles de la concentration, du sommeil et de la mémorisation. La spiruline permettrait également aux enfants souffrant de troubles d'hyperactivité, d'être plus concentrés.

LA SPIRULINE EN CURE POUR PALLIER DES CARENCES ALIMENTAIRES

La spiruline est un allié de taille **pour tous les individus qui souffrent de carences**, notamment en vitamines B12 ou en fer. Ces éléments sont principalement présents dans la viande, le poisson ou le fromage. Les végétariens, végétaliens ou vegans sont plus susceptibles que d'autres d'être en carence de B12. Non seulement la spiruline est l'un des seuls aliments (non animal) composé de B12, de fer, de protéines et de calcium, mais en plus ces composants sont assimilables en grande partie par le corps humain.

LA SPIRULINE POUR LES SPORTIFS

La consommation de spiruline **permet une action anti-inflammatoire** grâce à un mécanisme habituellement utilisé par certains anti-inflammatoires allopathiques. La spiruline soulage rapidement et de façon importante les douleurs chroniques, elle est donc idéale après le sport qui génère de nombreuses micro-inflammations. Elle augmente également les performances et la récupération du sportif, ceci est dû à la capacité de la spiruline à libérer l'érythropoïétine (EPO), qui permet la production naturelle de globules rouges.

LA SPIRULINE POUR SOUTENIR LE CORPS CONTRE UNE MALADIE, SEULEMENT APRÈS LE TRAITEMENT

Comme évoqué précédemment, les études cliniques montrent un intérêt préventif à consommer la spiruline. Mais qu'en est-il pour les individus atteints par exemple d'un cancer ? Pour le Docteur Catherine de Goursac, c'est clair : il est interdit de donner des compléments alimentaires quand on a déjà un cancer. La raison est très simple : si vous prenez des compléments alimentaires (vitamines, antioxydants, minéraux), vous donnez à manger en priorité aux mauvaises cellules et vous favorisez ainsi la croissance et la multiplication des cellules cancéreuses. En revanche, une fois le traitement du cancer terminé, chimiothérapie et/ou radiothérapie comprises, il est souvent nécessaire, et seulement à ce moment-là, de prescrire des compléments alimentaires afin de pallier les carences engendrées par la maladie et le traitement.

LA SPIRULINE POUR LES PERSONNES ÂGÉES

L'appétit peut diminuer avec l'âge, tout comme la facilité à s'alimenter. La spiruline, notamment fraîche ou en poudre, s'intègre facilement à une alimentation du quotidien en permettant aux personnes âgées d'ingérer rapidement et facilement une petite quantité de spiruline qui aura de **nombreux effets sur leur santé et leur bien-être**. La spiruline permet également de booster le système immunitaire des personnes âgées et d'améliorer l'efficacité des vaccinations.

BIEN CONSOMMER SA SPIRULINE

LES PRÉCAUTIONS DE CONSOMMATION DE LA SPIRULINE

Malgré les nombreux bienfaits de la spiruline, **certaines précautions sont à prendre en considération** lorsque l'on souhaite débuter une cure ou l'intégrer dans son régime alimentaire ou dans celui de sa famille. En effet ne pas consommer de la spiruline pendant un traitement contre le cancer n'est pas la seule interdiction et/ou règle à suivre :

- si vous prenez un traitement ou souffrez d'une maladie, vous devez toujours en parler à votre médecin avant, ou a minima demander conseil à votre pharmacien ;
- vous devez respecter les doses journalières conseillées. Il est préférable d'augmenter progressivement la dose de spiruline jusqu'à la quantité recommandée (par cures de 3 semaines par mois, car une consommation continue n'est pas optimale) afin d'habituer son organisme à la spiruline. La spiruline se consomme de préférence le matin (éviter la prise le soir à cause de l'effet stimulant) ;

– la dose journalière recommandée va dépendre de l'âge, de l'utilisation et de l'état de santé de l'individu. Les doses conseillées dans cet ouvrage sont inférieures à celles qui circulent sur de nombreux sites internet. Pour plus de sécurité, nous avons préféré communiquer les indications de consommation issues d'études scientifiques (pour la spiruline sèche) et des travaux de Gilles Planchon (pour la spiruline fraîche) :

• Pour l'adulte (hors femme enceinte[1]) :
- 1 à 3 g par jour (poudre, paillettes). Cette quantité correspond à 2 ou 6 comprimés de 500 mg par jour ;

• Pour l'enfant :
- 20 g de spiruline fraîche et 1 g de spiruline sèche, soit l'équivalent de deux comprimés de 500 mg ;

• Pour les adultes fortement carencés :
- 3 à 10 g de spiruline sèche en cas de carences avérées ;

• Pour le sportif :
- Jusqu'à 10 g de spiruline sèche quotidiennement, soit 20 comprimés de 500 mg ; en période d'entraînement intensif les doses pourront aller jusqu'à 20 g par jour.

Pour tout le monde (sauf les enfants) Gilles Planchon conseille une consommation quotidienne comprise entre 30 à 40 g pour la spiruline fraîche.

À savoir : la spiruline fraîche se digère plus facilement que la spiruline sèche ; 100 g de spiruline fraîche équivaut à 20 g de spiruline sèche. La présence des pigments (phycocyanine et chlorophylle) peut colorer les selles en noir ou en vert.

– Attention à la surconsommation de fer pour les individus qui ont des problèmes d'hémochromatose. Il s'agit d'une maladie rare due à un excès de fer dans le sang et qui pourrait ensuite se transformer en intoxication. Les personnes souffrant de cette maladie pourraient avoir des problèmes de foie, de pancréas ou encore des articulations.

1- Bien que la consommation de spiruline par les femmes enceintes soit plébiscitée par de nombreux sites internet, il n'existe pas d'études cliniques sur l'homme à ce sujet ; seules des études sur les animaux ont été réalisées et démontrent des résultats significatifs.

- Les personnes victimes d'insuffisance rénale ne doivent pas non plus surconsommer de la spiruline, afin d'éviter toutes sortes d'effets indésirables. La forte quantité de protéines qu'elle contient pourrait fatiguer les reins rapidement.
- Les personnes ayant des problèmes de phénylcétonurie doivent éviter de trop consommer de la spiruline à cause de la forte concentration en protéines.
- La consommation est interdite pour les personnes allergiques aux algues tout comme pour les personnes qui souffrent de maladies auto-immunes (sclérose en plaque, lupus, polyarthrite rhumatoïde, etc.), car la spiruline active le système immunitaire, ce qui pourrait aggraver ces maladies.

Pour un individu en bonne santé, la surconsommation de spiruline peut s'accompagner d'effets secondaires comme des nausées (mais également causer des troubles digestifs), des maux de tête ou encore provoquer de l'anxiété.
Il peut également y avoir quelques interactions médicamenteuses avec les immunosuppresseurs, les corticoïdes, les anticoagulants et les AINS, car la spiruline ralentit la coagulation, donc le risque de saignement augmente.
Il n'existe aucune interaction connue à ce jour avec des plantes, avec d'autres compléments alimentaires ou avec des aliments.
Au-delà de l'utilisation ancestrale de la spiruline de longues études sur l'animal n'ont montré ni toxicités ni effets indésirables graves, mais au contraire une parfaite sécurité d'utilisation.

LA SPIRULINE, UN ALIMENT CONTROVERSÉ ?

L'Anses, dans son avis publié en 2017, donne un certain nombre de recommandations concernant la consommation de spiruline :
- privilégier les circuits d'approvisionnement les mieux contrôlés par les pouvoirs publics (conformité à la réglementation française et/ou européenne, traçabilité, identification du fabricant). L'objectif ? Éviter la spiruline contaminée par des cyanotoxines, des bactéries ou des éléments métalliques.
- aucun risque sanitaire dans la consommation de spiruline en faible dose chez l'adulte (quelques grammes par jour), sauf pour les individus souffrant de pathologies spécifiques (cf. contre-indications).

COMMENT BIEN CHOISIR SA SPIRULINE ?

S'il existe des règles pour consommer en toute sécurité la spiruline, il existe également des règles pour choisir sa spiruline et s'assurer de sa qualité.

– **Analyser les ingrédients**

  • sur l'étiquette doivent figurer les termes « spiruline », « algue cyanophycée spirulina », « spirulina », « spirulina platensis » ou encore « arthrospira platensis » ;

  • au niveau de la composition, le taux de spiruline doit être maximal afin qu'elle ne contienne pas d'autres ingrédients (gage de qualité) ;

  • elle ne doit contenir aucun colorant ni conservateur ;

  • pour la spiruline en poudre et en paillettes, la composition doit être à 100 % de la spiruline. Par contre les comprimés contiennent une infime quantité d'agents antiagglomérants non dangereux pour la santé, due aux contraintes techniques.

– **Repérer les labels**

  • pour la spiruline d'origine française, les labels « Ecocert », « Naturland » ou contrôlée « Bio » sont des gages de qualité. À l'inverse, l'affichage du label « AB » est une indication abusive ;

  • pour la spiruline d'origine suisse, il existe les labels « Ecocert » et « Bio Inspecta » ;

  • il existe d'autres labels pour la spiruline d'origine américaine, indienne ou chinoise. Si vous souhaitez être attentifs aux labels, privilégiez donc la spiruline française, suisse ou du moins européenne (label « Ecocert »).

– **Vérifier la provenance**

  • la spiruline est cultivée dans de nombreuses zones à travers le monde, et cela dans des conditions très différentes. Comme nous l'avons vu, le caractère chélateur de la spiruline peut devenir dangereux à partir du moment où les conditions et le milieu de culture ne sont pas sains. La spiruline peut ainsi être chargée en métaux lourds ou même être contaminée ;

  • il est donc important de vérifier la provenance, pour cela privilégiez le local, le français et l'européen, ou assurez-vous que le lieu de production ne soit pas dans une zone à risque (écologique, technologique, etc.).

À savoir : la Chine est le leader mondial de la production de spiruline, même si sa production est de qualité variable. À travers le monde, 4 grands acteurs semblent produire une spiruline de qualité : *Earthrise* aux États-Unis, *Cyanotech Corporation* à Hawaï, *Biorigin* en Équateur (il s'agit d'une société suisse) et *Alpha Biotech* en France.

— **Identifier la méthode de production**
  • valoriser les petites exploitations ou des exploitations avec des bassins peu profonds, avec un bon brassage de l'eau, où l'eau est protégée de la contamination (insectes, fientes d'oiseaux) ;
  • les bassins profonds sont plus susceptibles d'avoir de l'eau stagnante, alors que la production de spiruline nécessite un brassage continu ;
  • les cultures en tubes de verre sont difficiles à nettoyer et très énergivores.
— **Préférez la basse température**
  • le séchage à basse température est la meilleure des méthodes, car elle respecte la membrane de la spiruline et ses composants. La spiruline conserve ainsi tous ses bienfaits, à l'inverse de la méthode « *spray drying* ».
— **Demandez une vue au microscope**
  • le producteur de spiruline doit être en mesure de vous fournir des vues au microscope de sa spiruline ;
  • cela vous permettra de vérifier les « spirales » de la spiruline : plus la spiruline est spiralée, plus les principes actifs de cette dernière ont été conservés, même après le séchage.
— **Emballage adapté**
  • les comprimés, poudre ou paillettes de spiruline doivent être conservés à l'abri de la lumière, de l'oxygène et de l'humidité pour subir le moins de détériorations possible (oxydation, développement de champignons) ;
  • l'emballage doit stopper les UV et être hermétique afin de conserver au mieux la qualité du produit.
— **Aspect visuel de la spiruline**
  • une spiruline de qualité doit avoir une belle couleur vert foncé, mate et uniforme ;
  • l'odeur de la spiruline, certes particulière, ne doit pas être désagréable ; une odeur trop forte signifie que la spiruline a un taux d'oxydation important et une odeur trop faible est le signe d'un traitement désodorisant ;
  • la spiruline doit avoir un goût peu prononcé et agréable.

Une fois la spiruline à votre domicile et afin de préserver sa qualité nutritionnelle, il faut la conserver dans un milieu loin de toute source de chaleur et de lumière directe, à l'abri de l'humidité et la consommer dans les trois mois après ouverture en fermant correctement l'emballage après chaque utilisation.
Spécifiquement pour la spiruline fraîche (très fragile), vous devez opter pour un mode de conservation qui correspond à votre consommation.

– **Vous pouvez la mélanger**
  • en intégrant à la spiruline 10 % de son poids total en sel ;
  • en intégrant à la spiruline 50 % de son poids total en miel.
– **Vous pouvez la congeler**
  • dans un bac à glaçons pour l'utiliser progressivement. Nous vous conseillons de conserver le bac à glaçons dans du film alimentaire dans votre congélateur afin que la spiruline ne soit pas en contact avec d'autres aliments (éviter au maximum la contamination).

LA SPIRULINE ET SES SAVEURS GUSTATIVES

Bien que sa consommation soit ancestrale, la spiruline nécessite la connaissance préalable de **quelques règles culinaires très simples afin de rendre au mieux hommage à cet aliment**.
Généralement, lorsqu'elle est considérée comme un complément alimentaire (sous forme sèche), on conseille une prise avec de l'eau plate froide ou tiède et non avec des jus de fruits, boissons gazeuses, thé, café ou alcool, car ces boissons pourraient détériorer les nutriments et enzymes de la spiruline. La spiruline peut également être saupoudrée (sur n'importe quel plat) ou tartinée sur du pain, par exemple. En respectant les doses recommandées, on peut même en donner aux enfants dès la diversification alimentaire, en intégrant de la spiruline sèche ou fraîche dans les purées. Mais la spiruline offre de nombreuses possibilités culinaires qui feront d'elle votre nouvelle alliée d'une alimentation saine et gourmande.
Il est conseillé en Occident de limiter la cuisson de la spiruline afin de conserver toutes ses propriétés nutritionnelles. L'étude anthropologique que nous avons menée en France en 2016, tout comme l'élaboration des 45 recettes de cet ouvrage, nous a permis d'établir une roue des saveurs pour optimiser l'intégration de la spiruline dans ces recettes du quotidien.

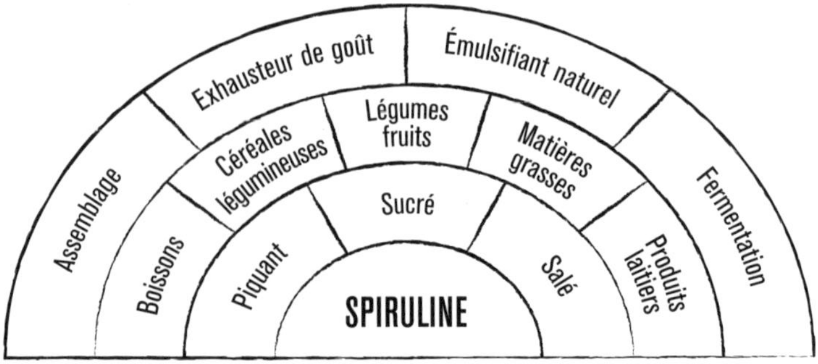

Comme l'illustration ci-dessus le montre, il s'agit d'une roue partielle, car la spiruline ne s'accorde pas avec toutes les saveurs. **Elle s'associe très bien aux saveurs piquantes, sucrées et salées** ; à l'inverse des saveurs amères et acides. Elle s'intègre parfaitement dans 5 catégories d'aliments :

- les boissons ;
- les céréales et les légumineuses ;
- les fruits et les légumes ;
- les matières grasses ;
- les produits laitiers.

La spiruline intégrée à des boissons va permettre de réaliser des recettes d'assemblage alimentaire, comme des smoothies, des jus de fruits et de légumes pressés à froid ou encore des cocktails. Avec les céréales et les légumineuses, la spiruline va officier tel un exhausteur de goût pour des houmous, des tapenades ou encore des garnitures. Les fruits et les légumes, tout comme les matières grasses, vont s'associer de manière judicieuse avec la spiruline lorsqu'elle sera mobilisée comme émulsifiant naturel pour la réalisation de sauces, de mousses ou de gâteaux. Enfin, non seulement les produits laitiers, mais surtout ceux fermentés comme les yaourts ou les fromages de chèvre (plus particulièrement frais), se marient très bien avec la spiruline, permettant de sublimer le plat.

Petite astuce du chef François Marchenay : la spiruline pourra se substituer au wakamé (algue asiatique) ou au matcha (poudre très fine de thé vert moulu du Japon) dans les recettes ; c'est-à-dire qu'un plat à base de ces deux ingrédients a toutes les chances d'être aussi délicieux (ou encore plus) en les remplaçant par de la spiruline.

CONCLUSION

La spiruline n'est pas seulement le dernier aliment à la mode en Occident, elle est beaucoup plus ! La spiruline est à la fois notre histoire à tous (à l'origine de la vie sur Terre), mais elle est également notre futur. Elle représente une solution possible aux problématiques de l'agriculture et de l'élevage intensifs, aux enjeux de la lutte contre la malnutrition tout comme ceux de la diminution de la consommation des produits carnés en Occident. Enfin, la spiruline offre la possibilité à tout un chacun de se réapproprier son alimentation, mais également sa production.

Alors que la première partie de cet ouvrage a été consacrée à la redécouverte de la spiruline, et avant de pouvoir devenir vous-même producteur de spiruline à votre domicile (voir p. 134), vous allez à présent pouvoir apprendre à la cuisiner grâce à 45 recettes inédites.

Bonne dégustation !

Fanny Parise

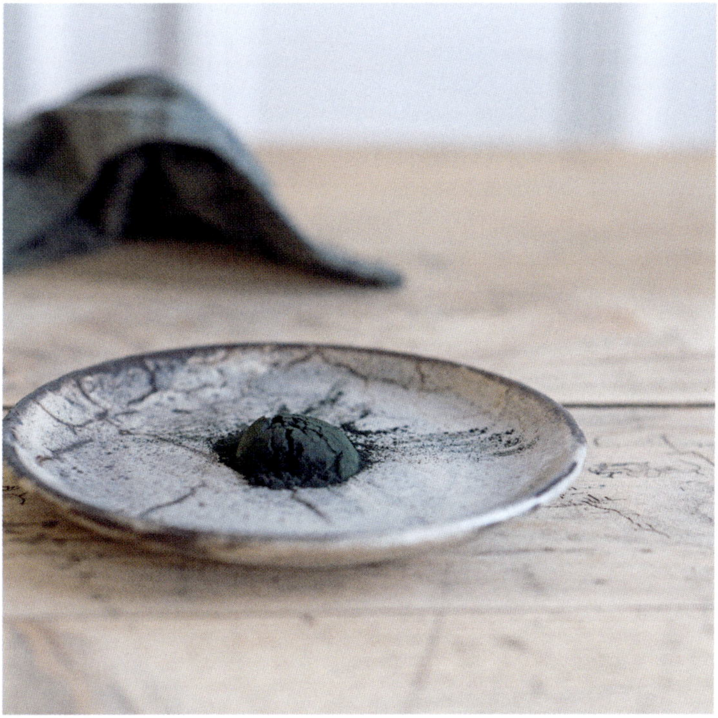

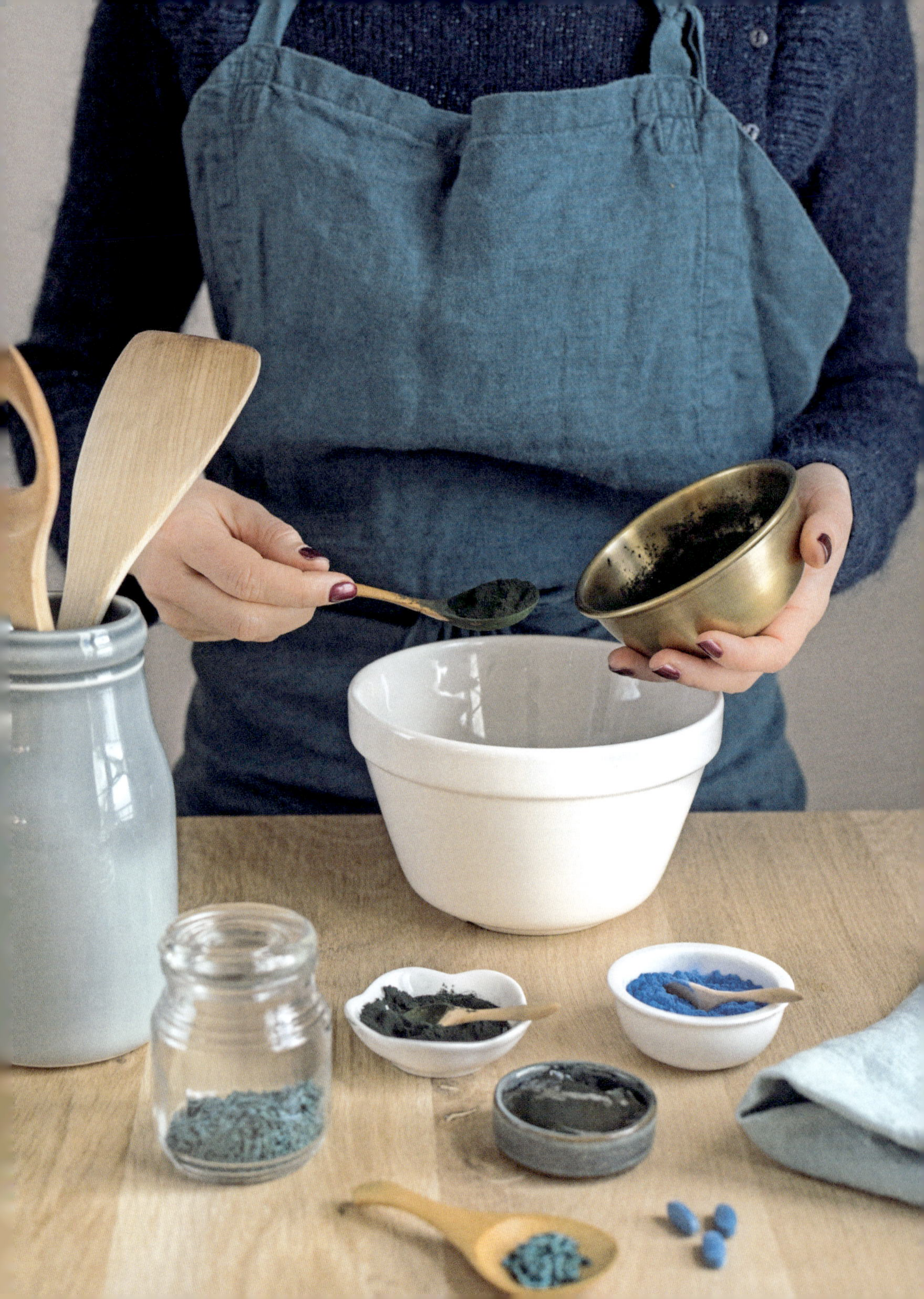

PARTIE 2

RECETTES À BASE DE SPIRULINE

(SG) SANS GLUTEN

(V) VEGAN

(V) VÉGÉTARIEN

PETIT TABLEAU DE CORRESPONDANCE

Pour vous aider à ajouter de la spiruline dans vos préparation et à la doser, voici un petit tableau de correspondance qui peut vous aider. Pour les associations de saveurs, je vous renvoie à la p. 38.

- 1 cuillerée à soupe de spiruline bleue en poudre
⇨ Dose pour 250 ml de liquide ou 250 g de préparation

- 1 cuillerée à café de spiruline en poudre ou 4 g de spiruline fraîche
⇨ Dose pour 250 ml de liquide ou 250 g de préparation

- 1 cuillerée à soupe de spiruline en poudre ou 6 g de spiruline fraîche
⇨ Dose pour 1/2 litre de liquide ou 500 g de farine

- 2 cuillerées à soupe de spiruline en poudre ou 12 g de spiruline fraîche
⇨ Dose pour 1 litre de liquide ou 1 kg de préparation

LE PLACARD IDÉAL

La spiruline s'accorde parfaitement avec un régime végétarien. Si l'association avec de la viande ou du poisson n'est pas très heureuse, elle se marie à merveille avec les produits laitiers et les œufs, mais aussi avec tous les substituts vegan. C'est un superaliment qui va de pair avec une cuisine équilibrée de saison et bonne pour la santé.

LES CÉRÉALES ET ASSIMILÉES (semi-complètes de préférence), LES LÉGUMINEUSES

- **Blé dur et pâtes de qualité**
- **Riz rond**
- **Quinoa**
- **Sarrasin**
- **Pois chiches, lentilles, haricots secs**
- **Flocons d'avoine, de riz, de quinoa**
- **Farines de blé, de riz, de sarrasin**

LES PRODUITS FRAIS

- **Épinards**
- **Blettes**
- **Patate douce**
- **Avocat**

LES BOISSONS VÉGÉTALES

- **Coco**
- **Avoine**

LES MATIÈRES GRASSES

- **Huiles végétales : coco et huile d'olive**
- **Oléagineux : noix de Grenoble, noix de cajou, amandes**
- **Graines : sésame, courge**
- **Purées d'oléagineux : sésame (tahin), amande**
- **Crème de riz ou d'avoine**

LES SUCRES

- **Dattes**
- **Sirop d'érable**
- **Sucre complet**

LES SUPERALIMENTS

- **Cacao cru**
- **Graines de chia**
- **Baies de goji**

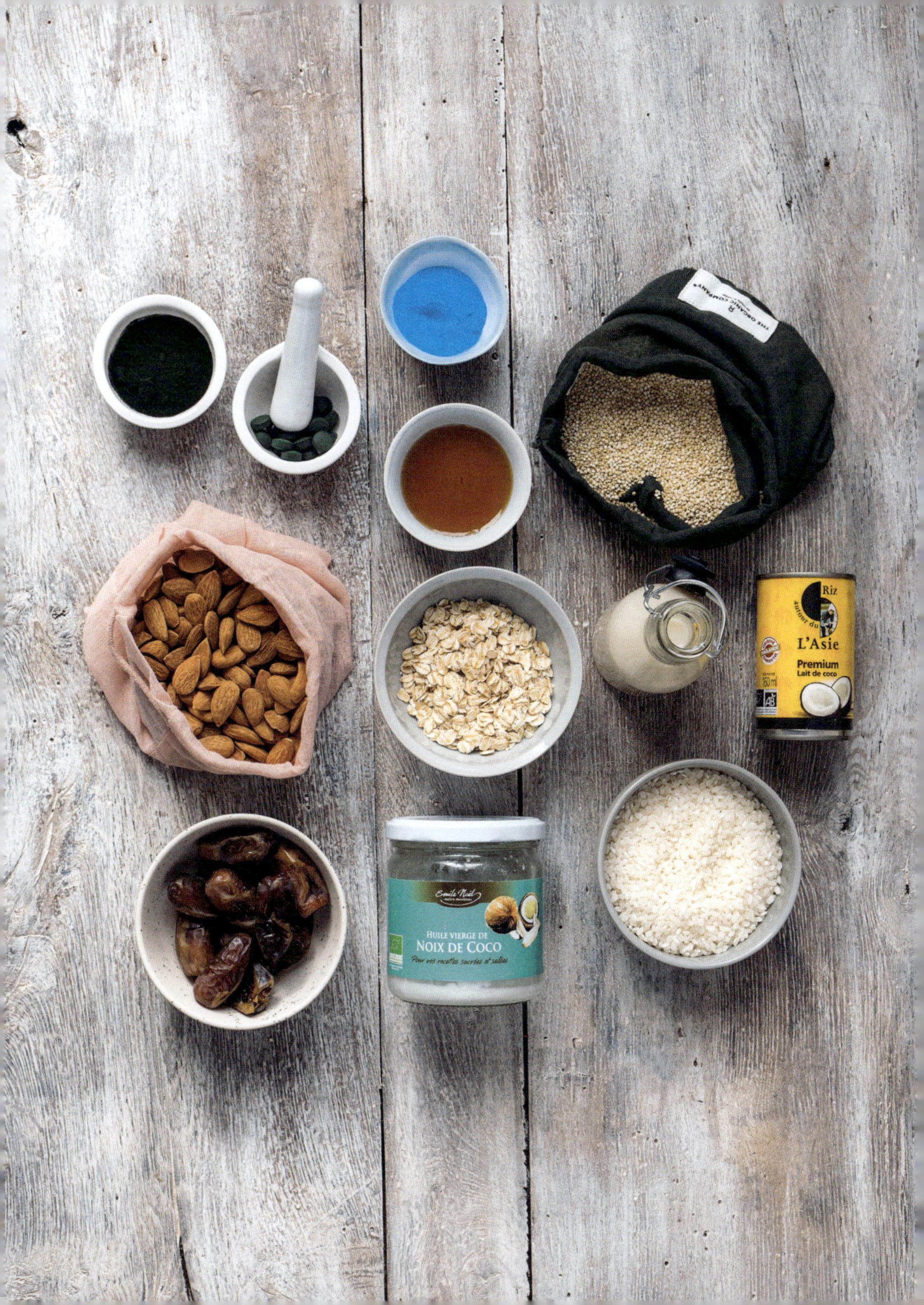
L'Asie
Premium
Lait de coco
HUILE VIERGE DE
NOIX DE COCO
Pour vos recettes sucrées et salées

PRÉPARATION ⇨ 10 MINUTES

SG V

HUILE SPIRULINE

POUR 25 CL

+ **1 cuillerée à soupe de** spiruline en poudre
+ **25 cl d'huile neutre type huile de pépins de raisin**

Dans un petit mixeur, versez l'huile et la spiruline et mixez rapidement. Puis passez le mélange dans un tamis fin.

ASTUCE *Cette huile est parfaite pour aromatiser un poisson type maquereau ou bien des légumes vapeur. L'huile peut changer un peu de couleur avec le temps et devenir légèrement bleue. C'est tout à fait normal.*

SG V

GOMASIO SPIRULINE

+ **1 cuillerée à soupe de** spiruline en paillettes
+ **90 g de graines de sésame blond**
+ **20 g de gros sel**

Faites torréfier les graines de sésame quelques secondes à la poêle sans qu'elles colorent. Laissez refroidir. Mixez-les rapidement, juste quelques secondes, puis ajoutez le sel et la spiruline en paillettes. Il ne faut pas que le sel devienne humide. Laissez refroidir et conservez dans un bocal en verre hermétique.

SG V

BEURRE DE CHANVRE À LA SPIRULINE

+ **1 cuillerée à soupe de** spiruline en poudre
+ **100 g graines de chanvre**
+ **2 cuillerées à soupe d'huile neutre**
+ **1 pincée de sel**

Dans un mixeur, mixez l'ensemble des ingrédients jusqu'à obtenir une pâte. Si la préparation est trop dense, rajoutez un peu d'huile.
Versez le tout dans un pot en verre et gardez-le frais.

ASTUCE *Ce beurre végétal est très riche en bon gras et en protéines. Il sera parfait pour des tartines ou dans des smoothies.*

SG

BEURRE DE SPIRULINE

+ **1 cuillerée à soupe de** spiruline en poudre
+ **100 g de beurre demi-sel**

Sortez le beurre du réfrigérateur durant au moins 2 heures. Dans un bol, coupez le beurre en petits morceaux et ajoutez la spiruline. Mélangez le tout et mettez-le dans un petit beurrier. Ce beurre sera excellent sur des légumes.

ASTUCE *Il est préférable d'utiliser la spiruline en poudre pour les préparations non cuites que l'on conserve quelques jours au frais. La spiruline fraîche a tendance à tourner, c'est-à-dire à changer d'odeur, si on la laisse au réfrigérateur.*

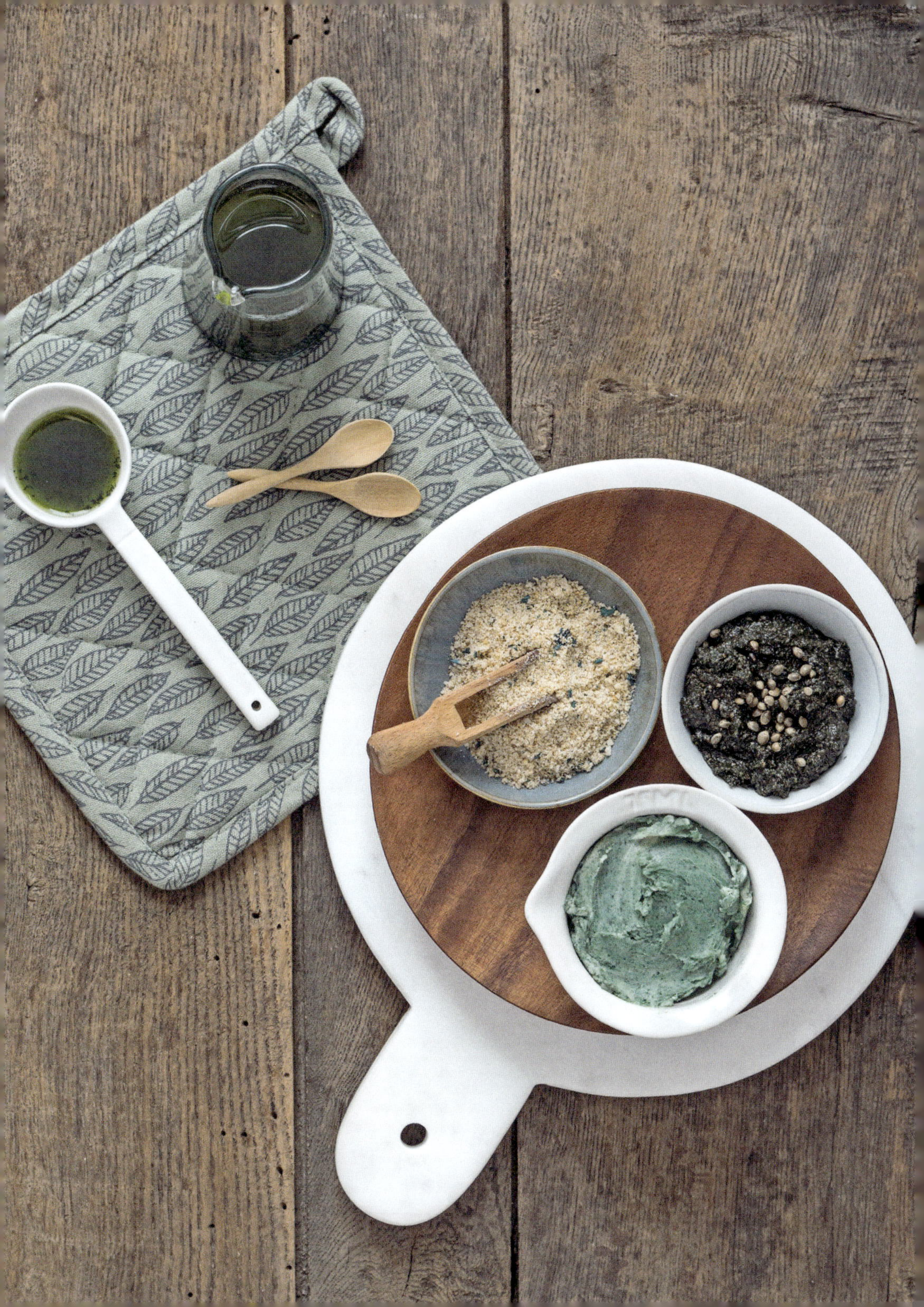

PUDDING DE CHIA À LA SPIRULINE

(SG) (V) PRÉPARATION ⇨ 20 MINUTES | RÉFRIGÉRATION ⇨ 2 HEURES

POUR 4 PETITS BOLS

INGRÉDIENTS

- **1 cuillerée à soupe de spiruline en poudre ou 6 g de spiruline fraîche**
- **4 cuillerées à soupe de graines de chia, blanc de préférence**
- **40 cl de lait de coco à boire**
- **3 cuillerées à soupe de sirop d'agave**
- **1 pincée de sel**

- **Topping au choix : fruits de saison (fruits rouges, mangue, kiwi, etc.), pollen, copeaux de noix de coco**

Dans un saladier, mélangez le lait de coco, la spiruline, le sel et le sirop d'agave. Versez les graines de chia et mélangez bien.

Laissez reposer 20 minutes en fouettant régulièrement le mélange avec une fourchette. Petit à petit, les graines de chia vont gélifier.

Placez au réfrigérateur pendant 2 heures au minimum avant de déguster avec des fruits de saison, du pollen ou des copeaux de noix de coco.

ASTUCE *Il est possible de varier les laits végétaux (avoine, amande, riz, etc.). Pour cette recette, pensez à prendre du lait de coco à boire et non à cuisiner, le pudding sera plus léger.*

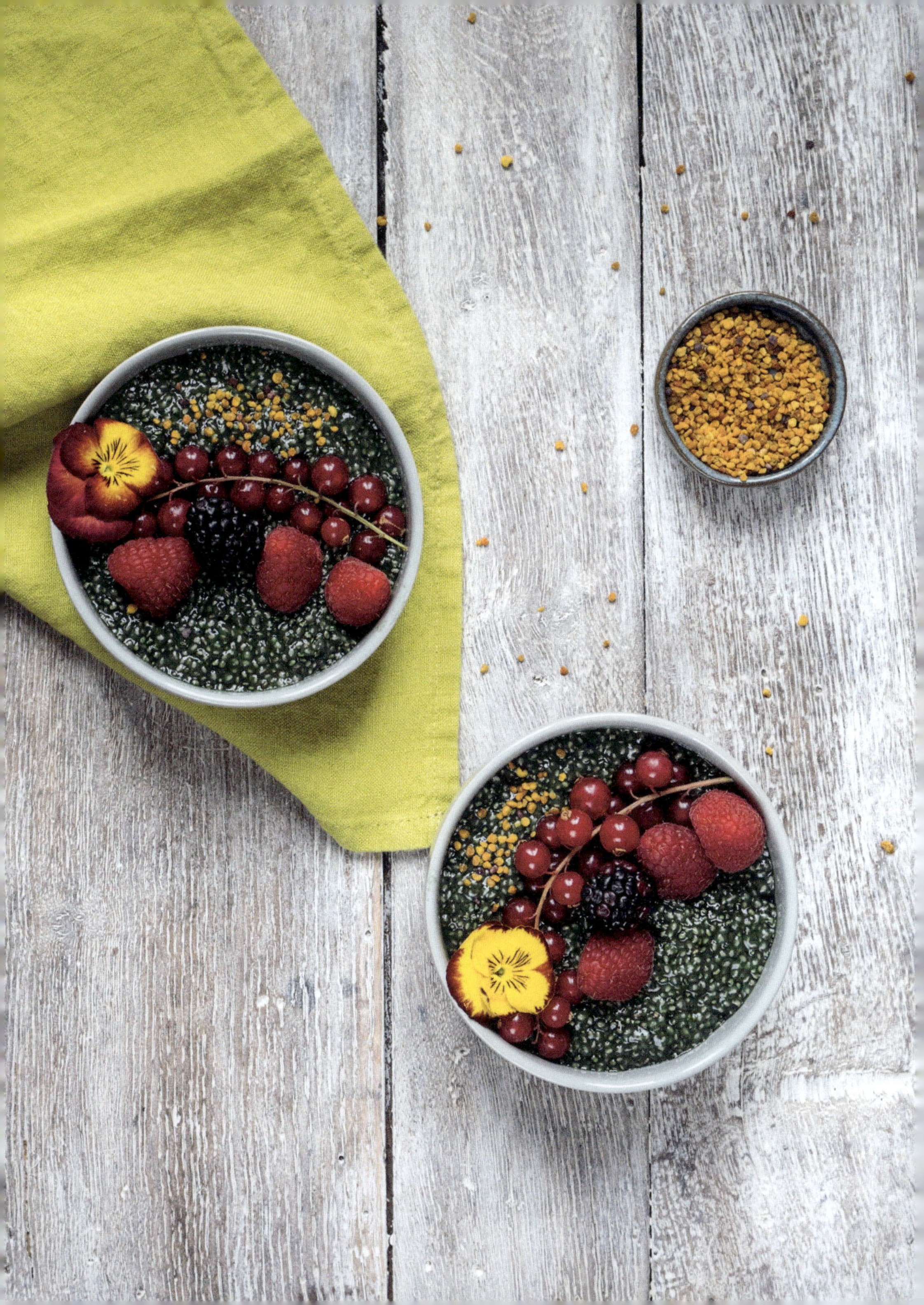

LATTE SPIRULINE

(SG) (V) PRÉPARATION ⇨ 5 MINUTES

POUR 2 VERRES

INGRÉDIENTS

+ **1 petite cuillerée à café de spiruline bleue en poudre**
+ **25 cl de lait de coco à boire ou de lait d'amande**
+ **1 cuillerée à café de gingembre râpé**
+ **1 gousse de cardamome**
+ **2 cuillerées à soupe de sirop d'agave**

Mixez tous les ingrédients dans un blender ou à l'aide d'un mixeur plongeant.

Versez dans des verres.

Servez aussitôt.

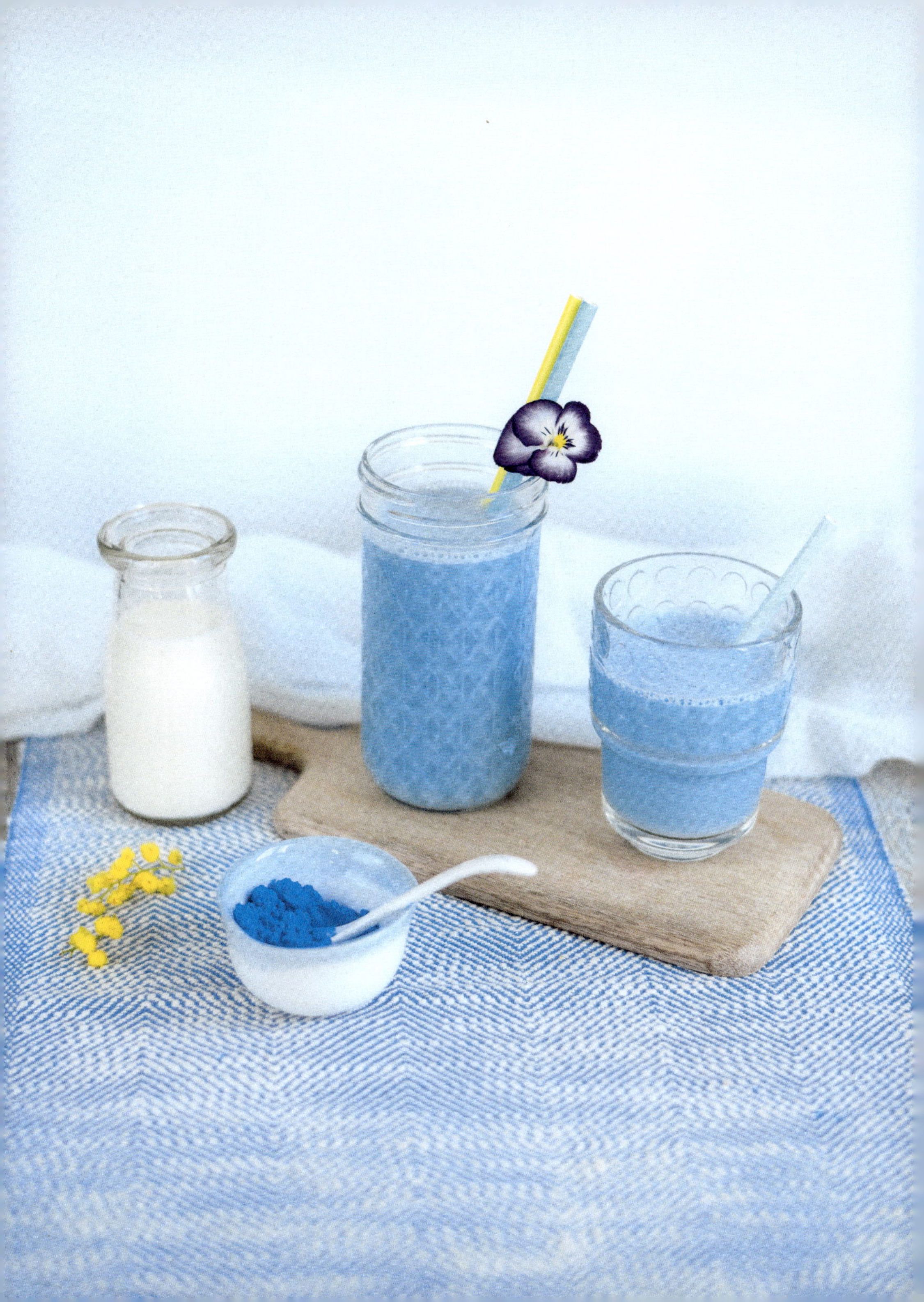

SMOOTHIE VERT DÉTOX

(SG) (V)

PRÉPARATION ⇨ 10 MINUTES

POUR 1 VERRE

INGRÉDIENTS

+ **1 petite cuillerée à café de spiruline en poudre ou 4 g de spiruline fraîche**
+ **180 g de concombre**
+ **1 grosse poignée de pousses d'épinards**
+ **1 brin de menthe**

Lavez à l'eau froide le concombre, les pousses et la menthe, puis séchez-les rapidement à l'aide d'un torchon.

Mixez tous les ingrédients par à-coups pour éviter de faire chauffer le mélange.

Servez avec quelques glaçons et dégustez rapidement.

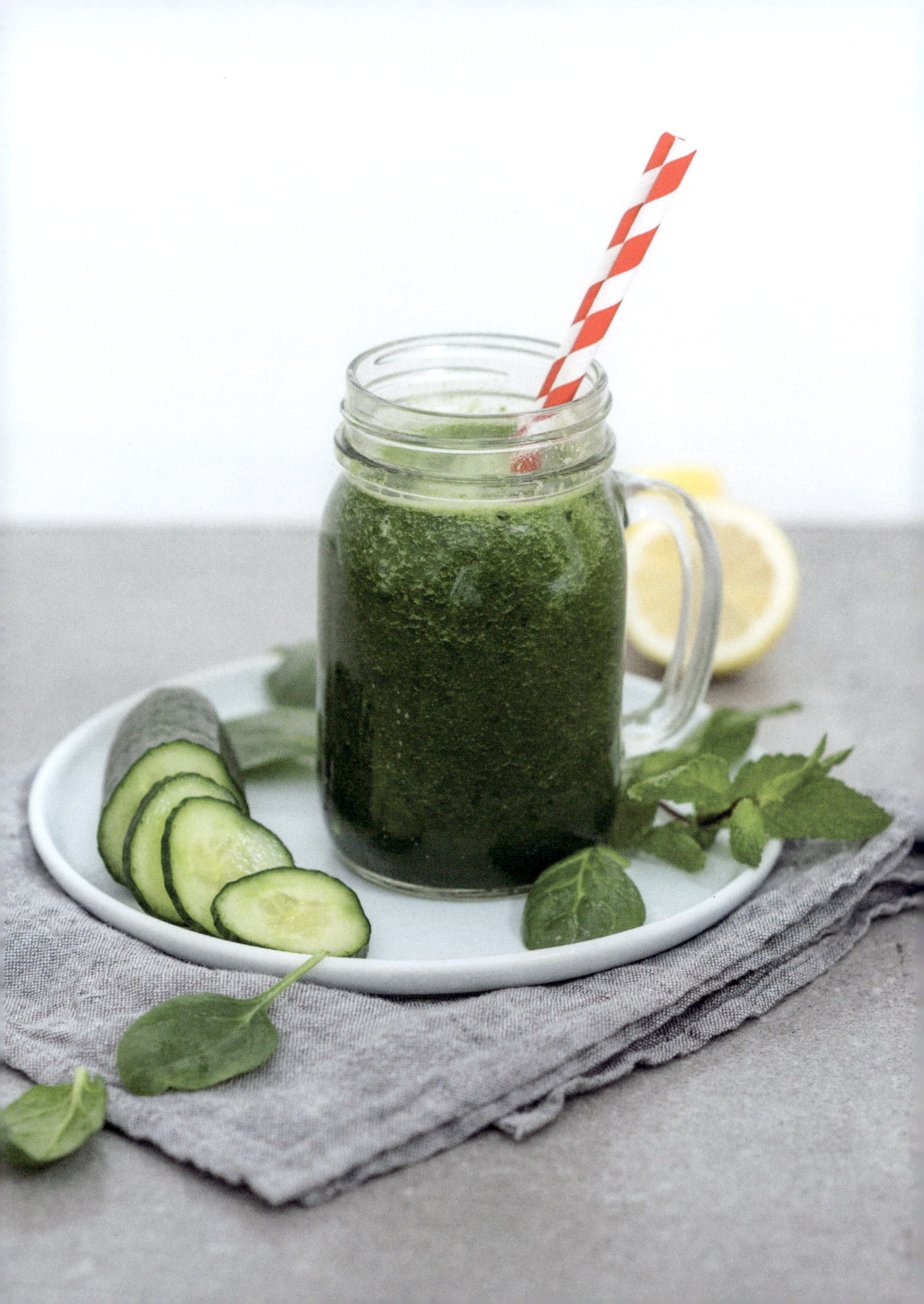

JUS

(SG) (V) PRÉPARATION ⇨ 5 À 10 MINUTES

POUR 1 GRAND VERRE DE CHAQUE JUS

JUS KALE-CONCOMBRE-SPIRULINE

INGRÉDIENTS

- **1 cuillerée à café de spiruline en poudre ou 4 g de spiruline fraîche**
- **3 branches de céleri**
- **1/2 pomme**
- **2 feuilles de kale**
- **1/2 concombre**
- **1 cm de gingembre**

Coupez la pomme, retirez la peau si la pomme n'est pas bio. Coupez le céleri et le concombre en petits quartiers.

Passez le fruit, les légumes, le gingembre et la spiruline dans l'extracteur de jus.

Servez aussitôt.

JUS ANANAS-POMME-POIRE-SPIRULINE

INGRÉDIENTS

- **1 cuillerée à café de spiruline en poudre ou 4 g de spiruline fraîche**
- **1/2 ananas épluché**
- **1 pomme**
- **1 poire**

Coupez la pomme, la poire et l'ananas en petits quartiers.

Passez les fruits et la spiruline dans l'extracteur de jus.

Servez aussitôt.

ASTUCE *Si les fruits et légumes sont bio vous pouvez garder leur peau (sauf pour l'ananas), après les avoir bien rincés, sinon prenez soin de les éplucher avant.*

JUS POMMES-SPIRULINE

INGRÉDIENTS

- **1 cuillerée à café de spiruline en poudre ou 4 g de spiruline fraîche**
- **3 pommes Granny Smith**

Coupez les pommes en petits quartiers.

Passez les fruits et la spiruline dans l'extracteur de jus.

Servez aussitôt.

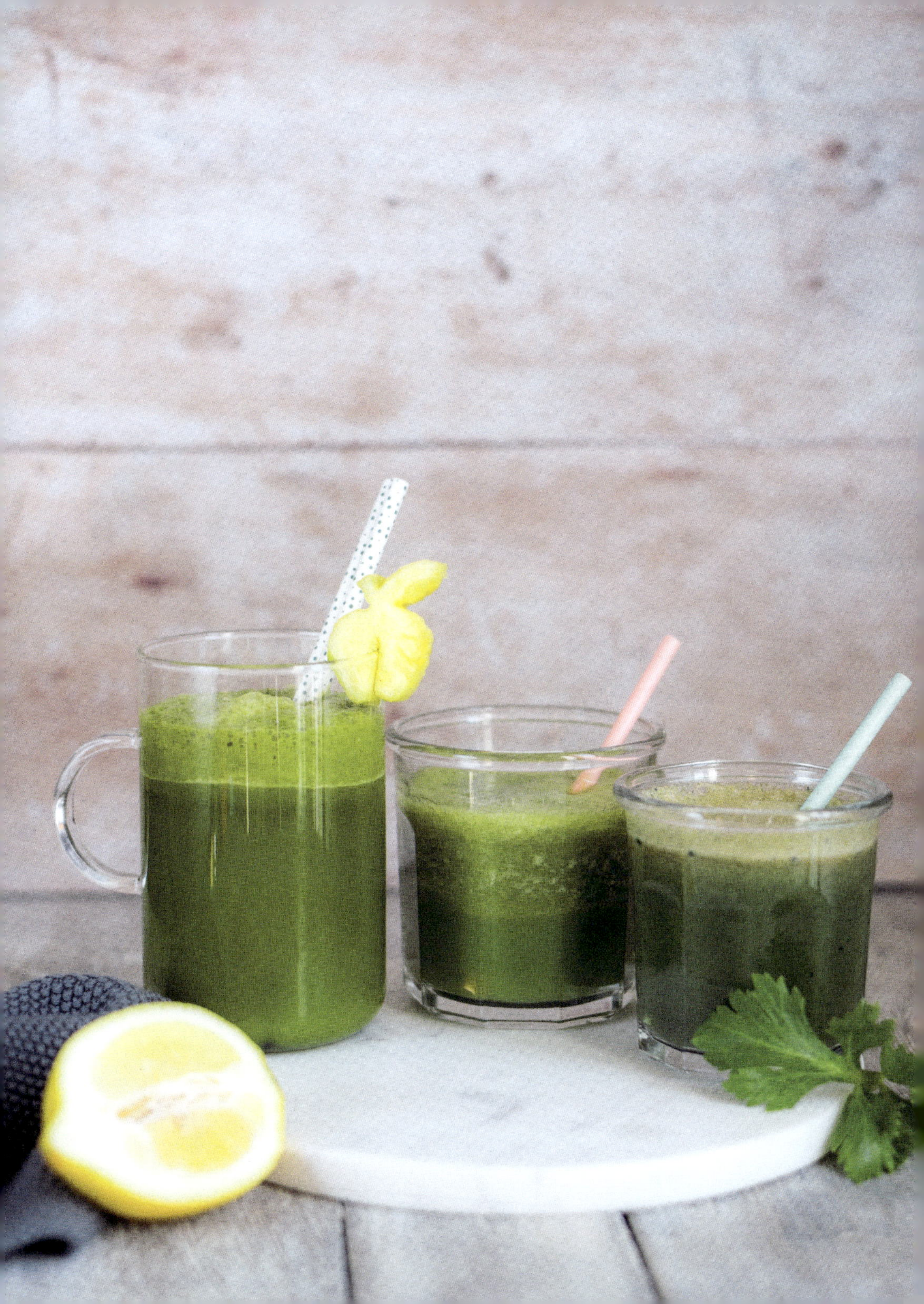

SMOOTHIE BOWL

(SG) (V) PRÉPARATION ⇨ 10 MINUTES | REPOS ⇨ 20 MINUTES

POUR 1 BOL

INGRÉDIENTS

- **1 cuillerée à soupe de spiruline bleue en poudre**
- **1 banane congelée**
- **1 poire congelée**
- **50 g de flocons d'avoine sans gluten**
- **20 cl de lait de coco à 21 % de matière grasse**

- **Topping au choix : fruits de saison (fruits rouges, mangue, kiwi,…), pollen, etc.**

Dans un grand bol, versez les flocons d'avoine. Recouvrez-les d'eau froide et laissez reposer 20 minutes.

Égouttez soigneusement les flocons d'avoine.

Dans un mixeur, versez la banane, la poire, le lait de coco, les flocons d'avoine et la spiruline. Mixez bien le tout.

Servez le tout dans un bol et décorez avec le topping de votre choix.

ASTUCE *Pensez à congeler vos fruits avant de réaliser vos smoothies, cela donne de la texture.*

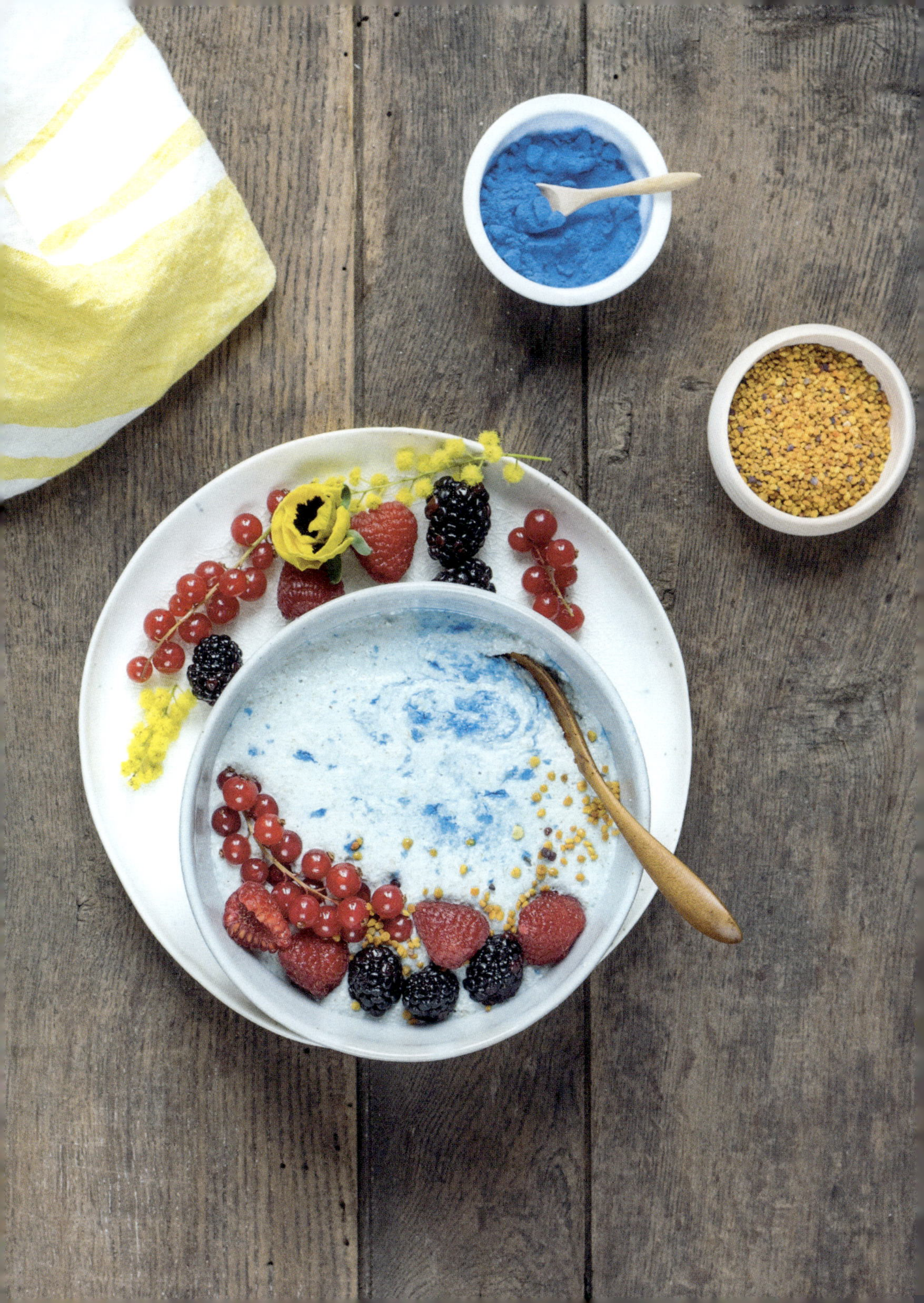

GAUFRES ET PANCAKES À LA SPIRULINE

(V) PRÉPARATION ⇨ 20 MINUTES | CUISSON ⇨ 6 MINUTES | REPOS ⇨ 1 HEURE

POUR 20 PANCAKES ET 8 GAUFRES

INGRÉDIENTS

- **1 cuillerée à soupe bombée de spiruline en poudre ou 6 g de spiruline fraîche**
- **3 œufs**
- **300 g de farine d'épeautre**
- **1 sachet de levure**
- **50 cl de lait végétal**
- **100 g d'huile de coco + un peu pour la cuisson**
- **50 g de sucre**
- **1 pincée de sel**

Dans un saladier, mélangez la farine, la spiruline, la levure, le sel et le sucre. Faites un puits et versez l'huile de coco et les œufs. Fouettez en commençant par le centre afin d'intégrer la farine progressivement. Versez le lait et fouettez à nouveau jusqu'à l'obtention d'une pâte lisse un peu épaisse et sans grumeaux.

Couvrez et placez au réfrigérateur pour 1 heure.

Préchauffez le gaufrier puis déposez-y 1 grosse louche de pâte. Faites cuire puis renouvelez l'opération jusqu'à épuisement de la pâte.

Pour les pancakes, huilez une petite poêle avec un peu d'huile de coco. Versez 1 petite louche et retournez le pancake quand des bulles commencent à se former. Répétez l'opération.

Servez chaud avec des fruits de saison et du sirop d'érable.

ASTUCE *Vous pouvez réaliser la pâte au robot mixeur qui évitera le temps de repos de la pâte.*

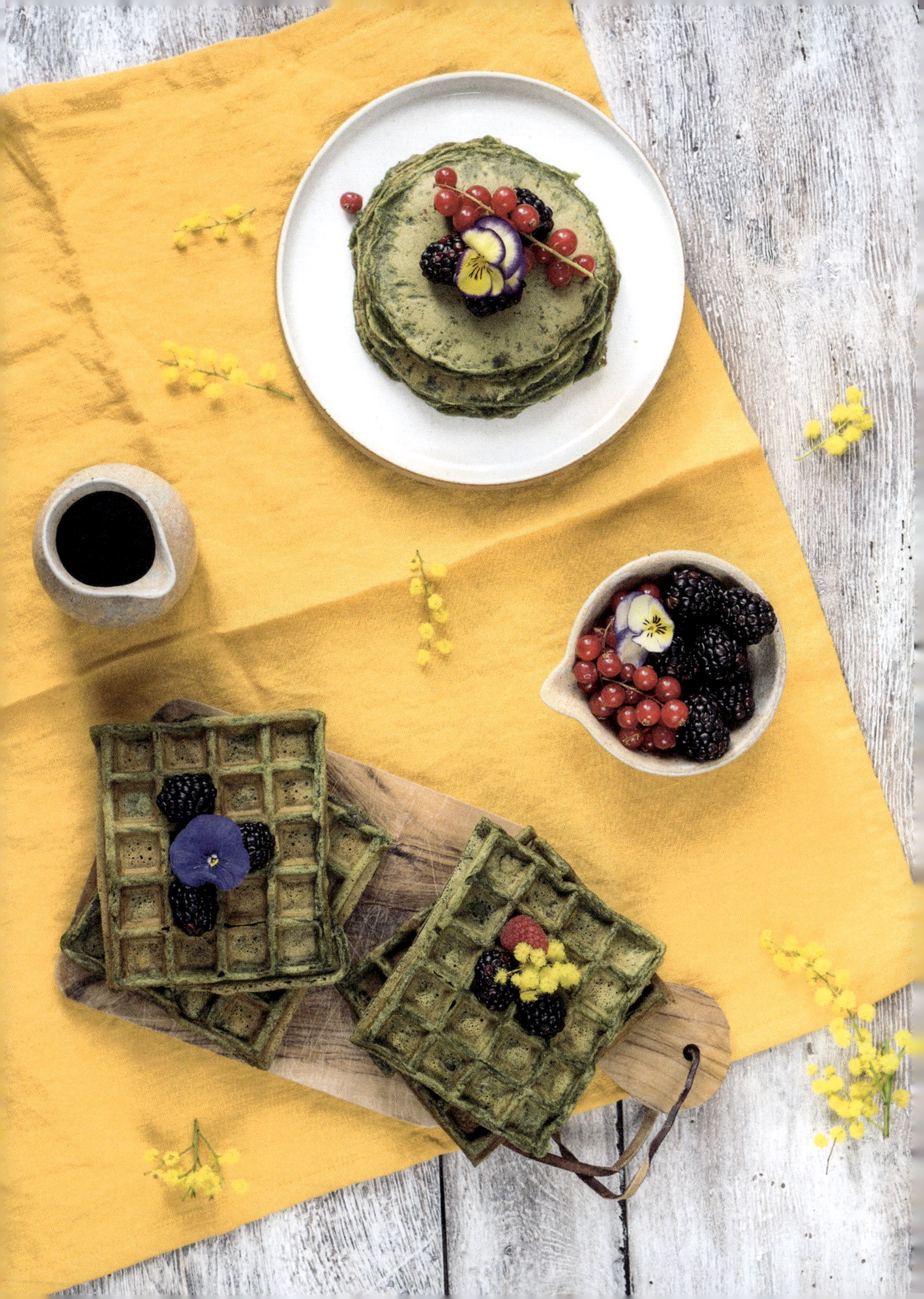

PORRIDGE À LA SPIRULINE

(SG) (V) PRÉPARATION ⇨ 10 MINUTES | CUISSON ⇨ 10 MINUTES

POUR 2 BOLS

INGRÉDIENTS

- **1 cuillerée à soupe de spiruline en poudre ou 4 g de spiruline fraîche**
- **80 g de flocons d'avoine sans gluten**
- **50 cl de lait végétal (coco, avoine, amande, riz, etc.)**
- **1 cl de sirop d'érable**

- **Topping au choix : fruits de saison (fruits rouges, mangue, kiwi, etc.), pollen, baies de goji, pétales de noix de coco, etc.**

Portez le lait végétal à ébullition et ajoutez les flocons d'avoine en pluie dans la casserole en remuant. Baissez le feu et remuez jusqu'à la reprise de l'ébullition. Couvrez et laissez mijoter pendant 10 minutes.

Hors du feu, ajoutez la spiruline et le sirop d'érable. Mélangez bien. Répartissez dans des bols et ajoutez le topping choisi.

ASTUCE *Pour mesurer 4 g de spiruline fraîche, rien de plus simple, c'est l'équivalent d'un glaçon.*

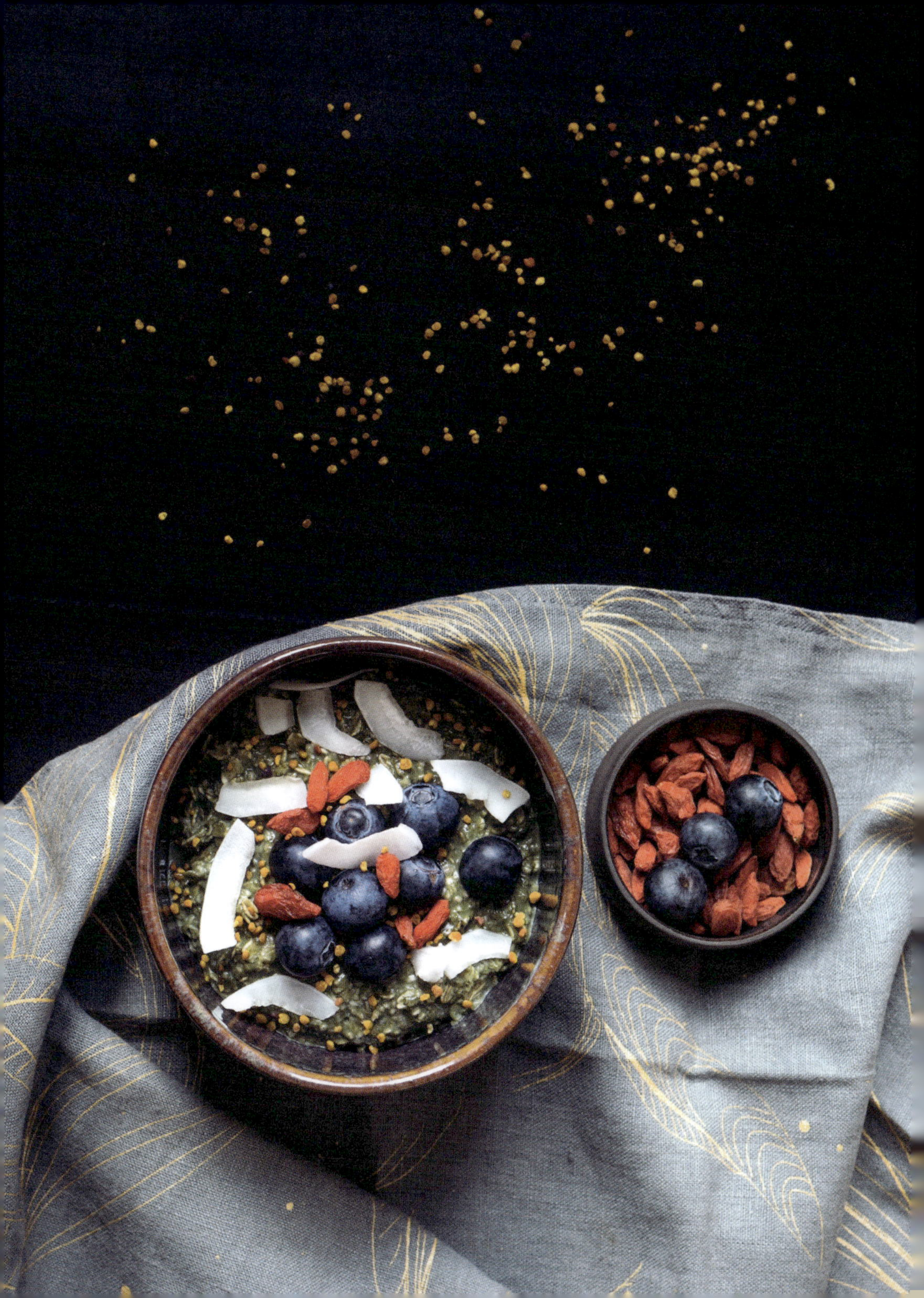

ENERGY BALLS À LA SPIRULINE

(SG) (V) PRÉPARATION ⇨ 20 MINUTES | RÉFRIGÉRATION ⇨ 1 HEURE

POUR 10 *ENERGY BALLS*

INGRÉDIENTS

+ **1 cuillerée à soupe de** spiruline en poudre
+ **200 g de dattes deglet nour**
+ **100 g d'amandes**
+ **20 g de grué de cacao**
+ **1 cuillerée à soupe de chocolat en poudre**
+ **1 pincée de sel**

+ **Topping au choix : graines de chia, poudre de spiruline, poudre de betterave, poudre de tomate séchée, chocolat en poudre, etc.**

Dans un mixeur, déposez les dattes, les amandes, le grué, la spiruline, le chocolat et le sel. Mixez longuement afin d'obtenir une pâte bien lisse.

Humidifiez vos mains, prélevez 1 petite noix de préparation puis formez une boule. Renouvelez l'opération jusqu'à épuisement de la pâte.

Roulez-les dans les différentes poudres ou graines, selon l'envie.

Placez les boules au réfrigérateur pendant 1 heure.

ASTUCE *Les dattes deglet nour sont parfaites pour ce genre de préparation. Nul besoin de medjool, qui sont assez onéreuses. Il suffit simplement de faire tremper les dattes dans l'eau froide pendant 1 heure et de bien les égoutter avant de les préparer. Pour les conserver, placez les* energy balls *dans un récipient hermétique au réfrigérateur.*

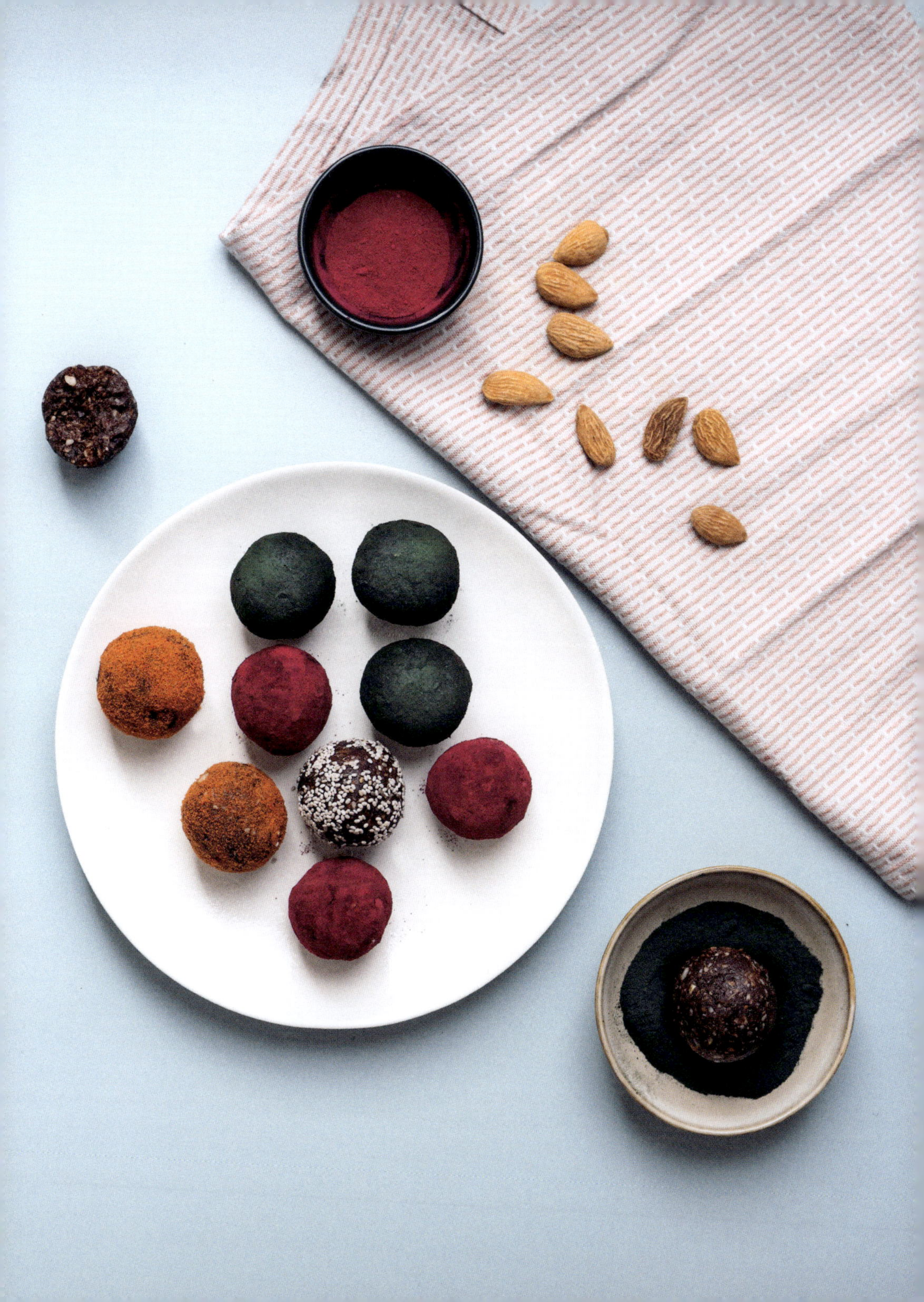

BARRES DE CÉRÉALES À LA SPIRULINE ET AU THÉ MATCHA

(SG) (V)

PRÉPARATION ⇨ 20 MINUTES | CUISSON ⇨ 15 MINUTES
RÉFRIGÉRATION ⇨ 2 HEURES

POUR 16 BARRES

INGRÉDIENTS

- **+ 20 g de spiruline en poudre**
- **+ 15 g de matcha en poudre**
- **+ 200 g de flocons d'avoine (sans gluten)**
- **+ 135 g de graines de courge**
- **+ 40 g de riz soufflé non sucré**
- **+ 100 g de cranberries, d'abricots, de dattes ou de figues coupés en morceaux**
- **+ 1 gousse de vanille**
- **+ 5 cl de sirop d'érable**
- **+ 8 cl de sirop de riz brun**
- **+ 100 g de tahin**
- **+ 1 pincée de sel**

Faites torréfier les graines de courge au four durant 15 minutes à 180 °C (th. 6).

Versez dans une petite casserole le sirop de riz brun, le sirop d'érable et le tahin. Faites chauffer le tout quelques minutes jusqu'à ce que le mélange soit bien homogène.

Dans un grand saladier, mélangez les flocons d'avoine, les graines de courge, le riz soufflé, les fruits secs, le sel, la vanille, le matcha et la spiruline. Versez le contenu de la casserole dans le saladier.

Dans un moule (type moule à brownie, 20 x 20 cm) tapissé de papier cuisson, versez le mélange et tassez-le bien. Placez au réfrigérateur durant 2 bonnes heures.

Une fois que le mélange a pris, coupez-le en 16 barres.

Ces barres se gardent 15 jours au réfrigérateur.

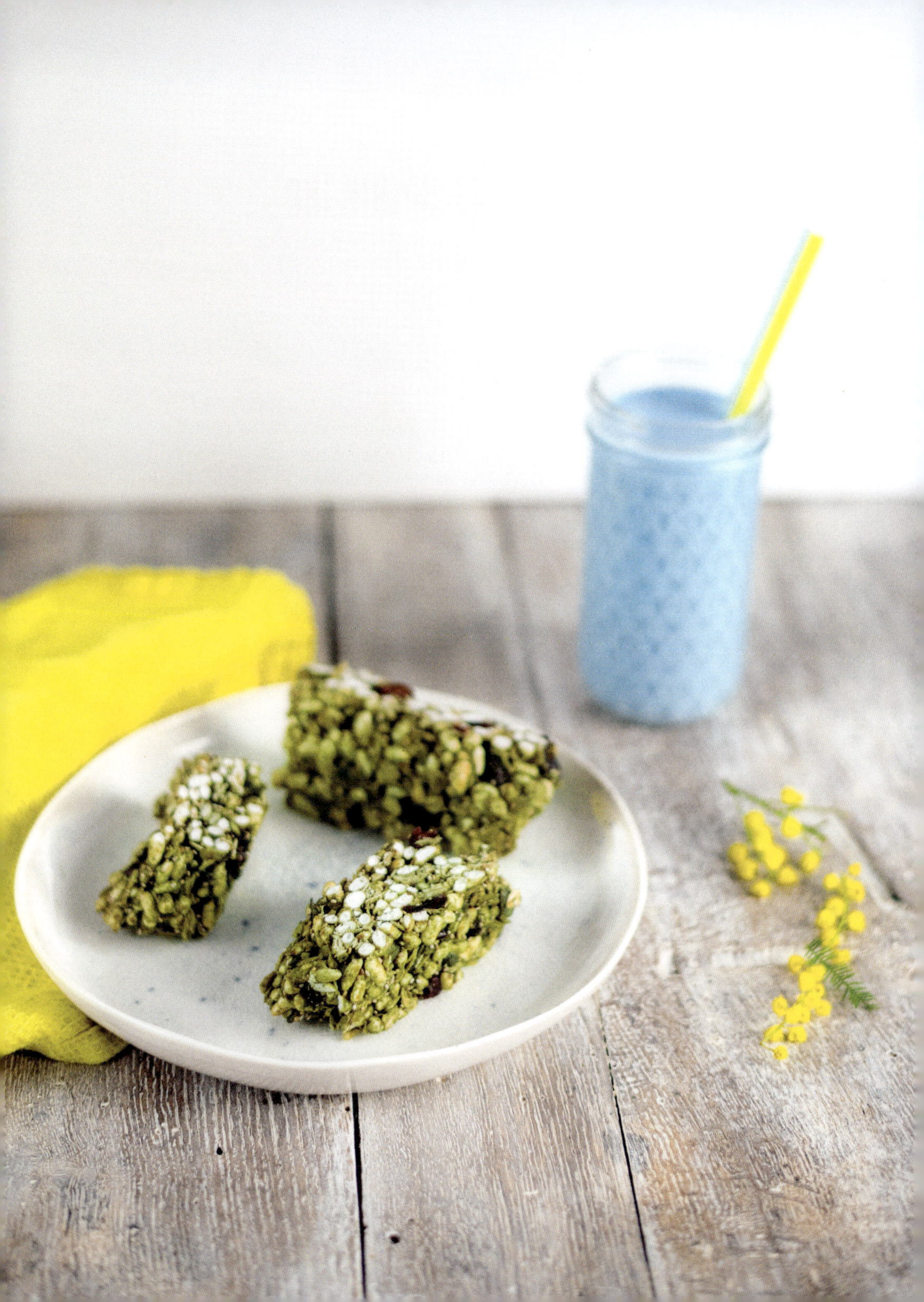

POP-CORN À LA SPIRULINE

(SG) (V) PRÉPARATION ⇨ 20 MINUTES | CUISSON ⇨ 20 MINUTES | REPOS ⇨ 4 HEURES

POUR 4 PERSONNES

INGRÉDIENTS

+ **1 cuillerée à soupe de spiruline en poudre ou 6 g de spiruline fraîche**
+ **150 g de grains de maïs pour pop-corn**
+ **2 cuillerées à soupe d'huile de pépins de raisin ou de tournesol**
+ **80 g d'eau**
+ **40 g d'huile de coco**
+ **80 g de sucre roux**

Dans une grande casserole, faites chauffer l'huile 2 minutes à feu doux puis ajoutez les grains de maïs. Couvrez et laissez chauffer 5 minutes à feu doux. Les grains de maïs vont peu à peu exploser. Remuez de temps en temps.

Dans une petite casserole, portez le sucre et l'eau à ébullition. Quand le sirop est formé, ajoutez l'huile de coco et la spiruline. Baissez le feu et mélangez bien durant quelques minutes.

Versez ce caramel sur le pop-corn, mélangez, versez sur une plaque et laissez sécher à température ambiante quelques heures dans un endroit bien sec.

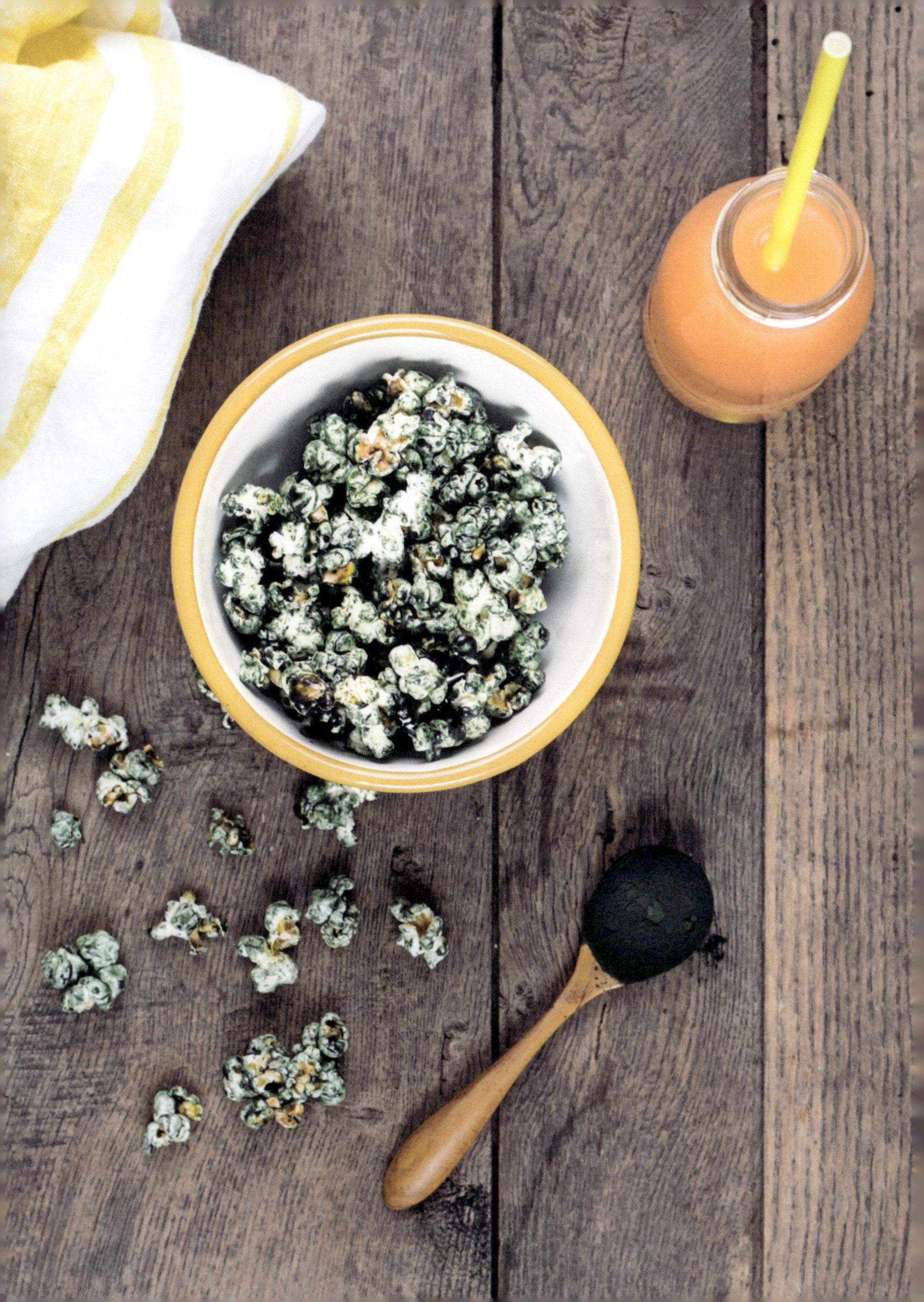

HOUMOUS À LA SPIRULINE

(SG) (V) PRÉPARATION ⇨ 20 MINUTES

POUR 4 PERSONNES

INGRÉDIENTS

- **10 g de spiruline en poudre ou 15 g de spiruline fraîche**
- **200 g de pois chiches cuits**
- **3 cuillerées à soupe de tahin (purée de sésame blanc)**
- **1 cuillerée à soupe de jus de citron**
- **Quelques glaçons**
- **2 cuillerées à soupe d'huile d'olive**
- **1 cuillerée à café de sel**

- **Topping au choix : graines de grenade, zaatar, pignons grillés, sumac ou feuilles de persil**

Rincez les pois chiches à l'eau froide et mettez-les dans un blender ou un mixeur avec tous les ingrédients et environ 40 ml d'eau glacée. Mixez longuement jusqu'à l'obtention d'une consistance bien lisse. Ajoutez un peu d'eau froide si nécessaire (le houmous épaissit en refroidissant, donc à cette étape il faut qu'il soit un peu plus liquide que ce que vous souhaitez au final).

Couvrez et réservez au réfrigérateur (vous pouvez le conserver 4 jours au frais).

Pour le service, versez 1 filet d'huile d'olive dessus et ajoutez le topping de votre choix.

ASTUCE *Pour une texture de houmous parfaite, pensez à mettre des glaçons ou un peu d'eau glacée dans le mixeur.*

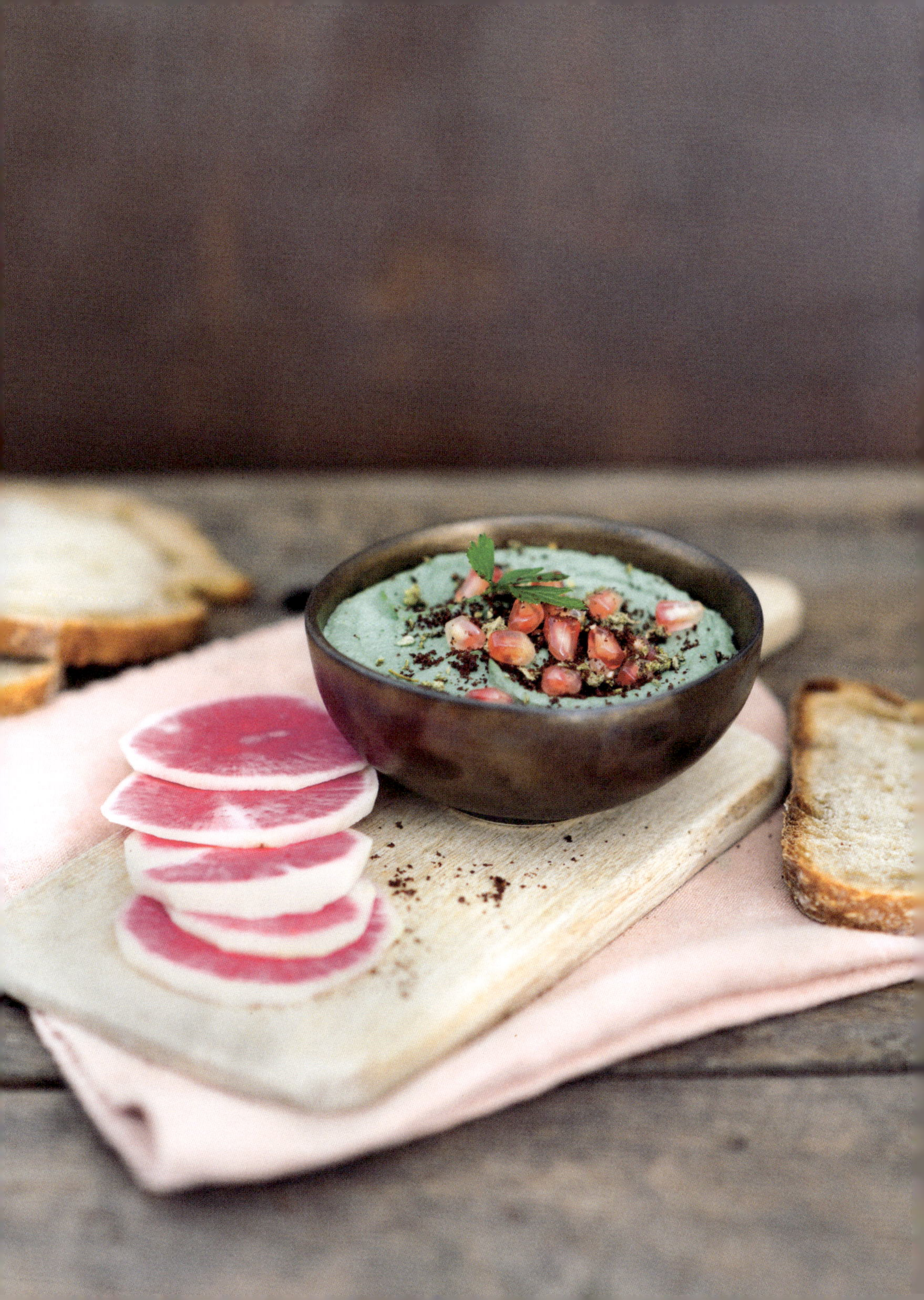

CRACKERS À LA SPIRULINE

SG V PRÉPARATION ⇨ 20 MINUTES | CUISSON ⇨ 20 MINUTES

POUR 30 CRACKERS

INGRÉDIENTS

- **1 cuillerée à soupe de spiruline en poudre ou 6 g de spiruline fraîche**
- **250 g de pois chiches cuits**
- **90 g de farine de pois chiches**
- **1 cuillerée à café de cumin**
- **1 blanc d'œuf**
- **1 cuillerée à soupe de graines de chia**
- **1 cuillerée à soupe de graines de sésame**
- **1 cuillerée à café de sel**

Préchauffez le four à 180 °C (th. 6).

Mixez les pois chiches jusqu'à l'obtention d'une pâte grossière. Mettez-la dans un petit saladier et ajoutez la farine de pois chiches, les graines de chia, le sel, le blanc d'œuf, la spiruline et le cumin. Mélangez afin d'obtenir une pâte (si elle est trop collante, ajoutez un peu de farine).

Entre deux feuilles de papier cuisson, abaissez la pâte sur 2 à 3 mm d'épaisseur.

Décollez délicatement la feuille du dessus, badigeonnez légèrement la pâte avec de l'eau à l'aide d'un pinceau.

Parsemez de graines de sésame et, avec un emporte-pièce, formez les crackers.

Enfournez pour 20 minutes. Laissez refroidir sur une grille.

Dégustez aussitôt ou conservez dans une boite hermétique.

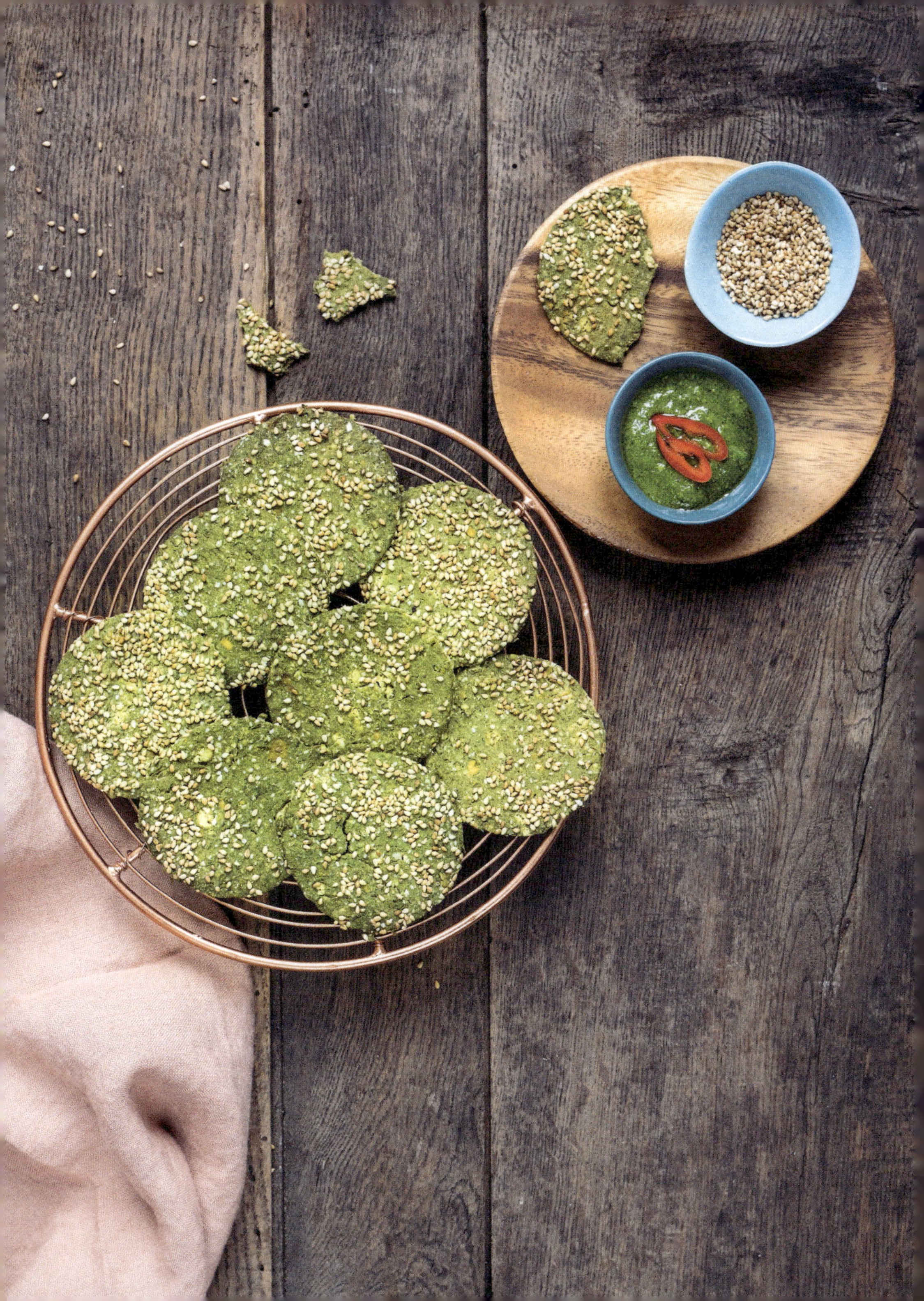

POUR L'APÉRO

MOUSSE AVOCAT-SPIRULINE

SG V PRÉPARATION ⇨ 5 MINUTES

POUR 4 PERSONNES

INGRÉDIENTS

+ 1 cuillerée à café de spiruline en poudre ou 4 g de spiruline fraîche
+ 1 cuillerée à soupe de crème d'amande ou d'avoine
+ 1 gros avocat mûr
+ Le jus de 1/2 citron vert
+ Sel
+ Poivre du moulin

Épluchez l'avocat et écrasez-le à la fourchette.

Ajoutez la spiruline, la crème, le jus de citron, du sel et du poivre. Mélangez bien.

GREMOLATA SPIRULINE

SG V PRÉPARATION ⇨ 5 MINUTES

POUR 4 PERSONNES

INGRÉDIENTS

+ 1 cuillerée à café de spiruline en poudre ou 4 g de spiruline fraîche
+ 1 bouquet de persil
+ Le zeste de 1 citron
+ 40 g de noisettes
+ Sel

Dans une poêle, faites revenir les noisettes durant quelques minutes. Laissez refroidir.

Hachez le persil. Concassez les noisettes. Mélangez tous les ingrédients et salez.

CAVIAR VÉGÉTAL

(SG) (V) PRÉPARATION ⇨ 20 MINUTES | CUISSON ⇨ 20 MINUTES

POUR 4 PERSONNES

INGRÉDIENTS

+ **1 cuillerée à café de spiruline en poudre ou 4 g de spiruline fraîche**
+ **100 g de perles du Japon**
+ **50 cl d'eau**
+ **1 cuillerée à soupe d'huile de sésame**
+ **Sel**

Faites bouillir l'eau salée. Versez les perles du Japon et faites-les cuire durant 20 minutes. Rincez à l'eau claire après cuisson.

Placez-les dans un petit saladier et ajoutez l'huile de sésame. Parsemez la spiruline. Mélangez à l'aide d'une fourchette.

Servez frais.

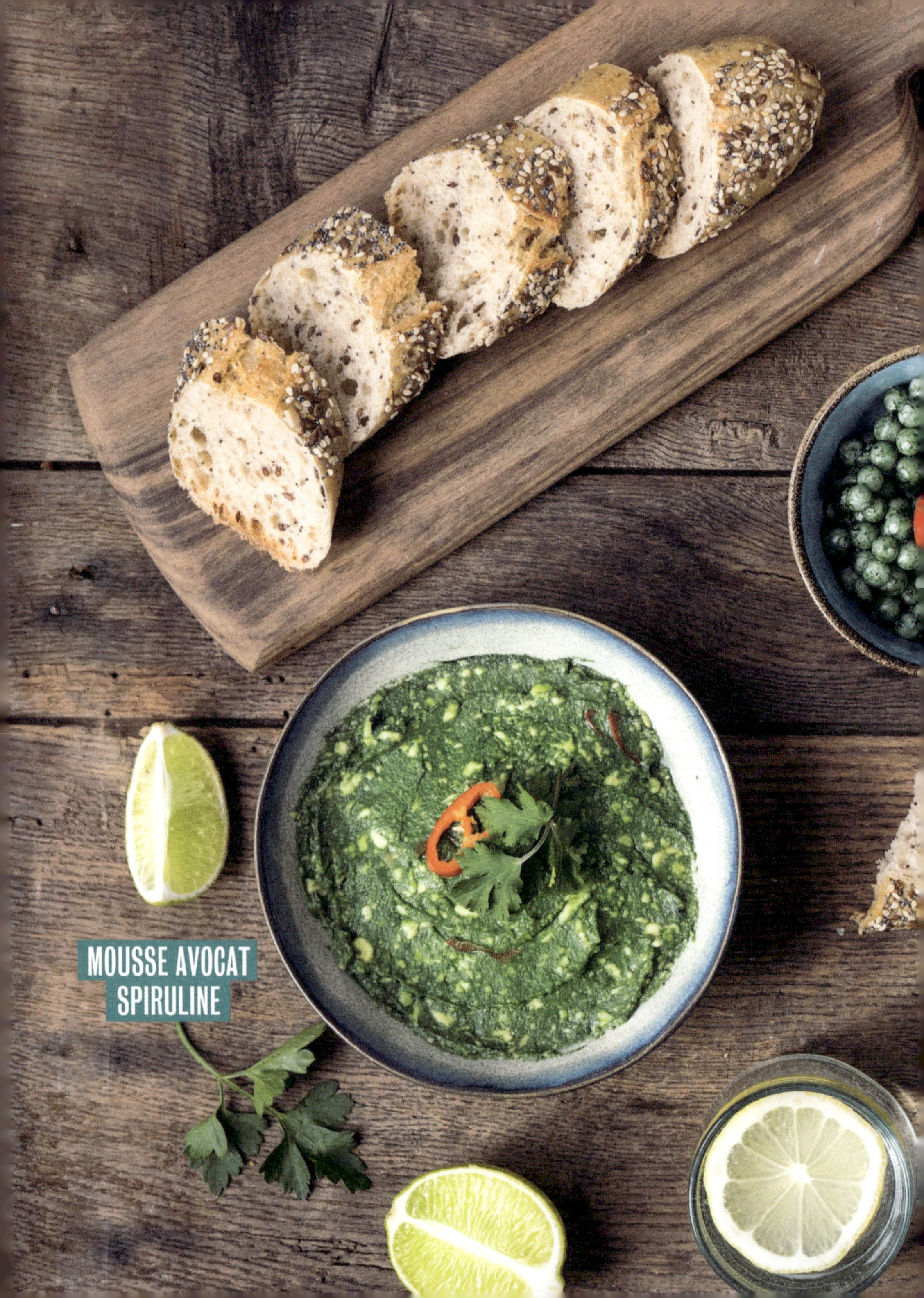
MOUSSE AVOCAT
SPIRULINE

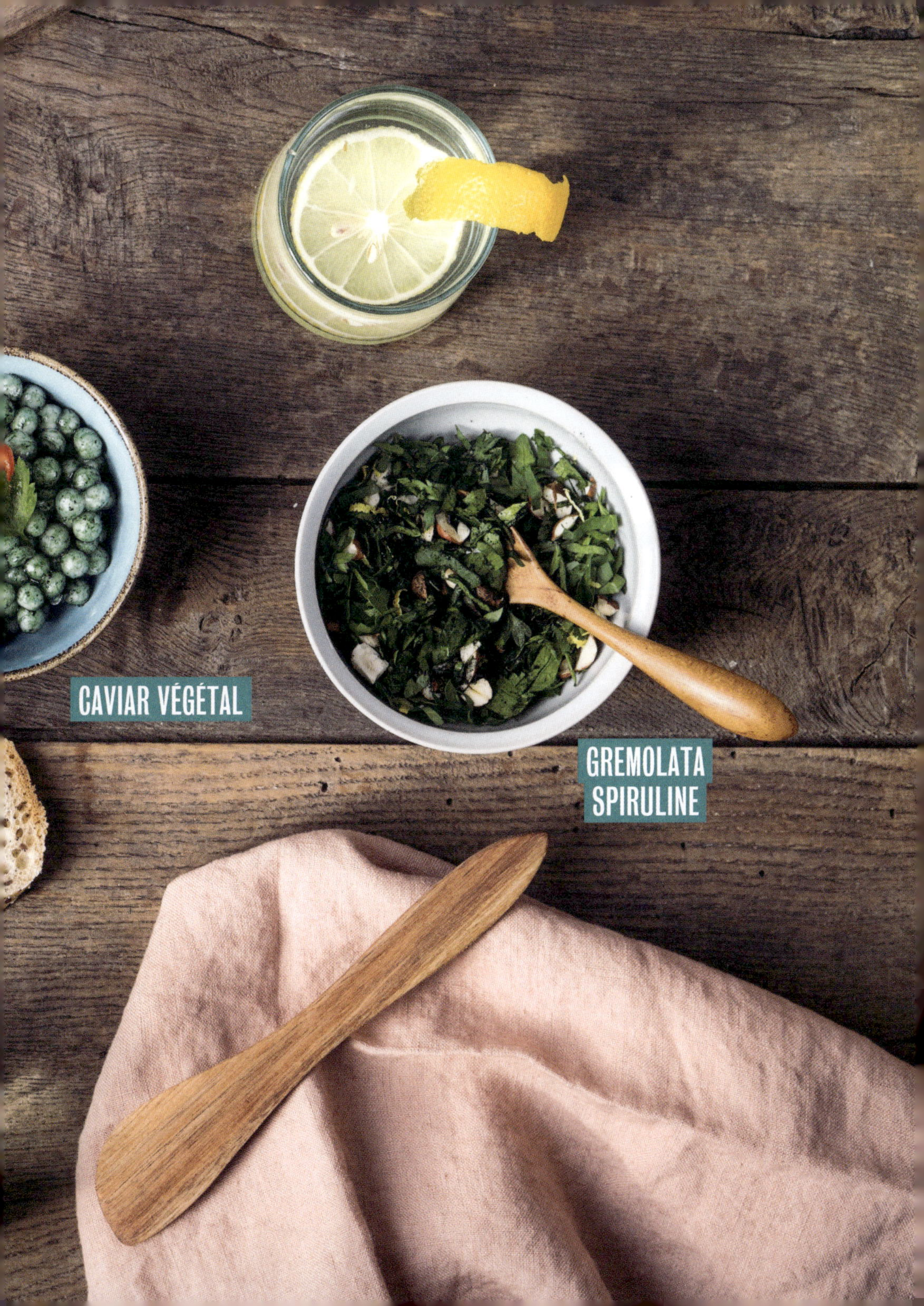
CAVIAR VÉGÉTAL
GREMOLATA SPIRULINE

DIP CHÈVRE-SPIRULINE

(SG) (V) PRÉPARATION ⇨ 20 MINUTES

POUR 4 PERSONNES

INGRÉDIENTS

+ **1 cuillerée à café de spiruline en poudre ou 6 g de spiruline fraîche**
+ **125 g de fromage de chèvre frais**
+ **3 brins de menthe**

Dans un bol large, amalgamez la spiruline et le fromage de chèvre à l'aide d'une fourchette.

Lavez la menthe et séchez-la bien. Ciselez-la finement et incorporez-la au chèvre.

ASTUCE *Servez avec de l'huile d'olive de bonne qualité et des tranches de pain grillé.*

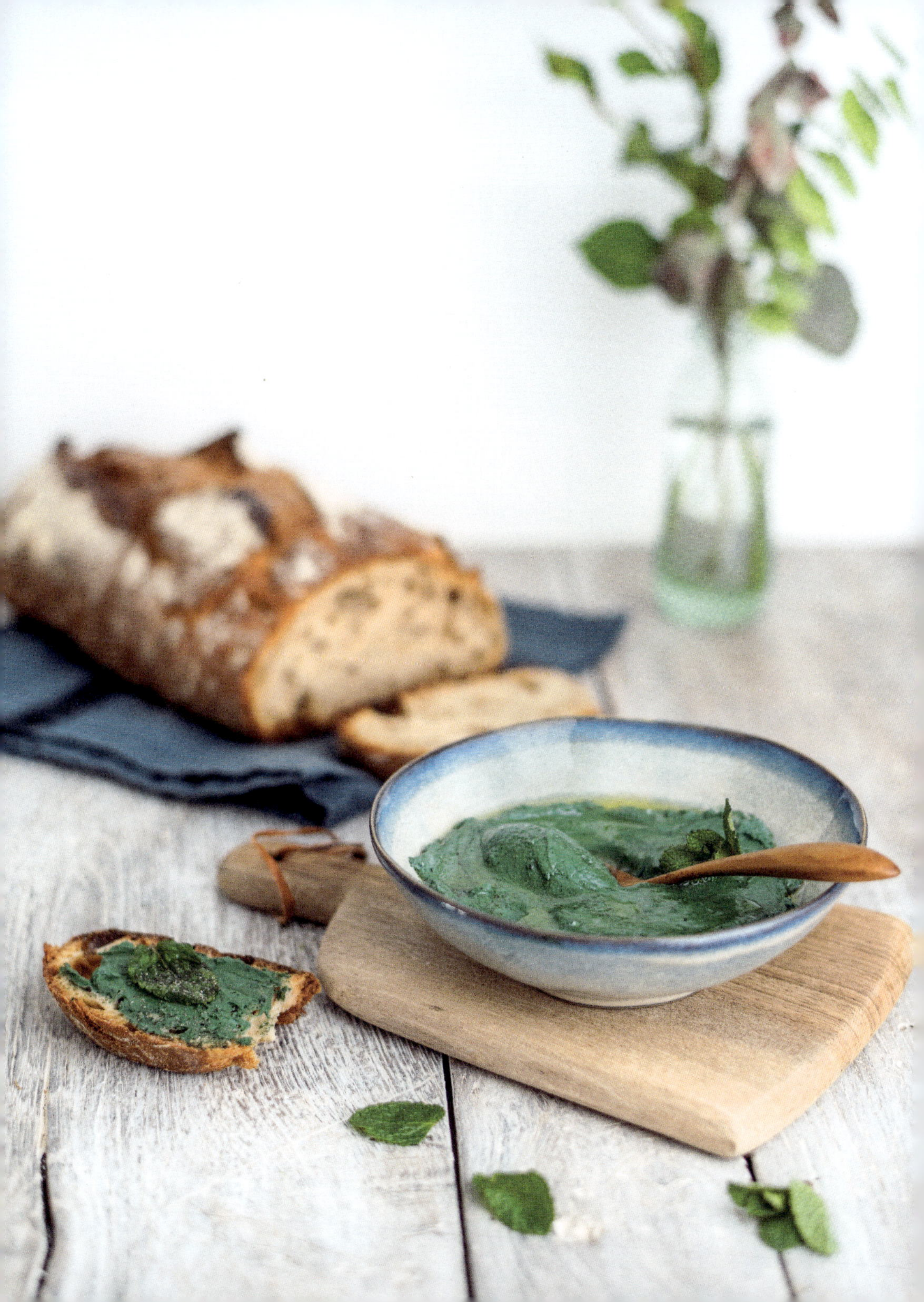

MUFFINS SPIRULINE-CHÈVRE-COURGETTE-AMANDES

(v) PRÉPARATION ⇨ 20 MINUTES | CUISSON ⇨ 20 MINUTES

POUR 9 MUFFINS

INGRÉDIENTS

- **1 cuillerée à café de spiruline en poudre ou 4 g de spiruline fraîche**
- **60 g de fromage de chèvre frais**
- **1/2 petite courgette râpée**
- **30 g d'amandes concassées**
- **1 œuf**
- **200 g de yaourt à la grecque**
- **125 g de farine d'épeautre ou de blé, à défaut**
- **1 cuillerée à café de levure**
- **Huile d'olive (facultatif)**
- **1 pincée de sel**

Préchauffez le four à 180 °C (th. 6) en chaleur tournante.

Chemisez des moules à muffins avec des caissettes ou huilez-les.

Dans un grand bol, tamisez la farine avec la levure et ajoutez les amandes ainsi que le sel.

Dans un saladier, versez le yaourt, l'œuf, la spiruline, la courgette râpée, le fromage de chèvre émietté et mélangez énergiquement.

Versez les ingrédients secs (farine-levure-amandes) sur le mélange humide dans le saladier et amalgamez rapidement, sans trop mélanger (il peut rester quelques grumeaux, cela n'a pas d'importance).

Versez dans les moules et enfournez pour 20 minutes.

Les muffins se dégustent tièdes ou froids.

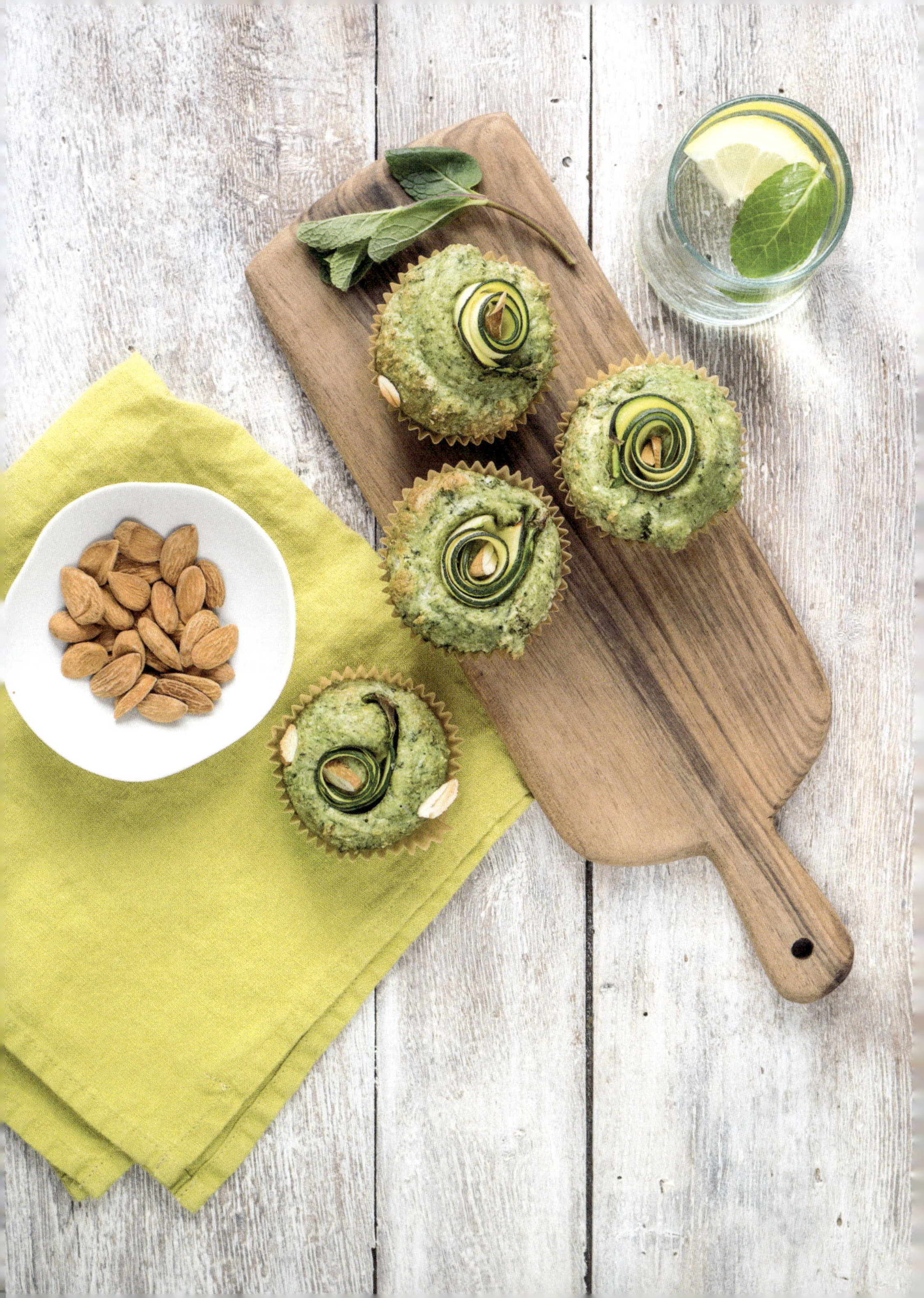

ROULEAUX DE PRINTEMPS AU TOFU MARINÉ À LA SPIRULINE

SG

PRÉPARATION ⇨ 45 MINUTES

POUR 4 PERSONNES

INGRÉDIENTS

+ **1 cuillerée à soupe bombée de spiruline en poudre ou 6 g de spiruline fraîche**
+ **10 feuilles de riz**
+ **50 g de nouilles de riz**
+ **100 g de tofu ferme nature**
+ **50 g de chou rouge**
+ **50 g de pousses d'épinards**
+ **4 brins de coriandre**
+ **2 poignées de graines germées**
+ **10 cl de sauce nuoc-mâm**
+ **Huile de sésame**

Coupez le tofu en bâtonnets et déposez-les dans un plat. Arrosez d'huile de sésame, saupoudrez de spiruline, mélangez et laissez mariner.

Émincez finement le chou rouge.

Faites tremper les nouilles de riz dans l'eau chaude. Faites cuire à l'eau bouillante salée durant 1 minute. Rincez à l'eau froide après cuisson et réservez.

Étalez un torchon humide sur une planche à découper. Placez à côté un saladier d'eau bien chaude. Plongez rapidement une feuille de riz dans l'eau chaude pour la ramollir et posez-la sur le torchon. Garnissez le bas de la feuille de tofu mariné, de chou, de pousses d'épinards, de graines germées, de nouilles de riz et de coriandre. Repliez la feuille sur la garniture puis les côtés et formez un rouleau.

Répétez l'opération jusqu'à épuisement des feuilles.

Servez avec la sauce nuoc-mâm.

ASTUCE *Afin de garder la fraîcheur des rouleaux de printemps, filmez-les dans du film alimentaire. Vous pouvez ajouter un peu de sésame et de piment émincé à la sauce nuoc-mâm pour la relever.*

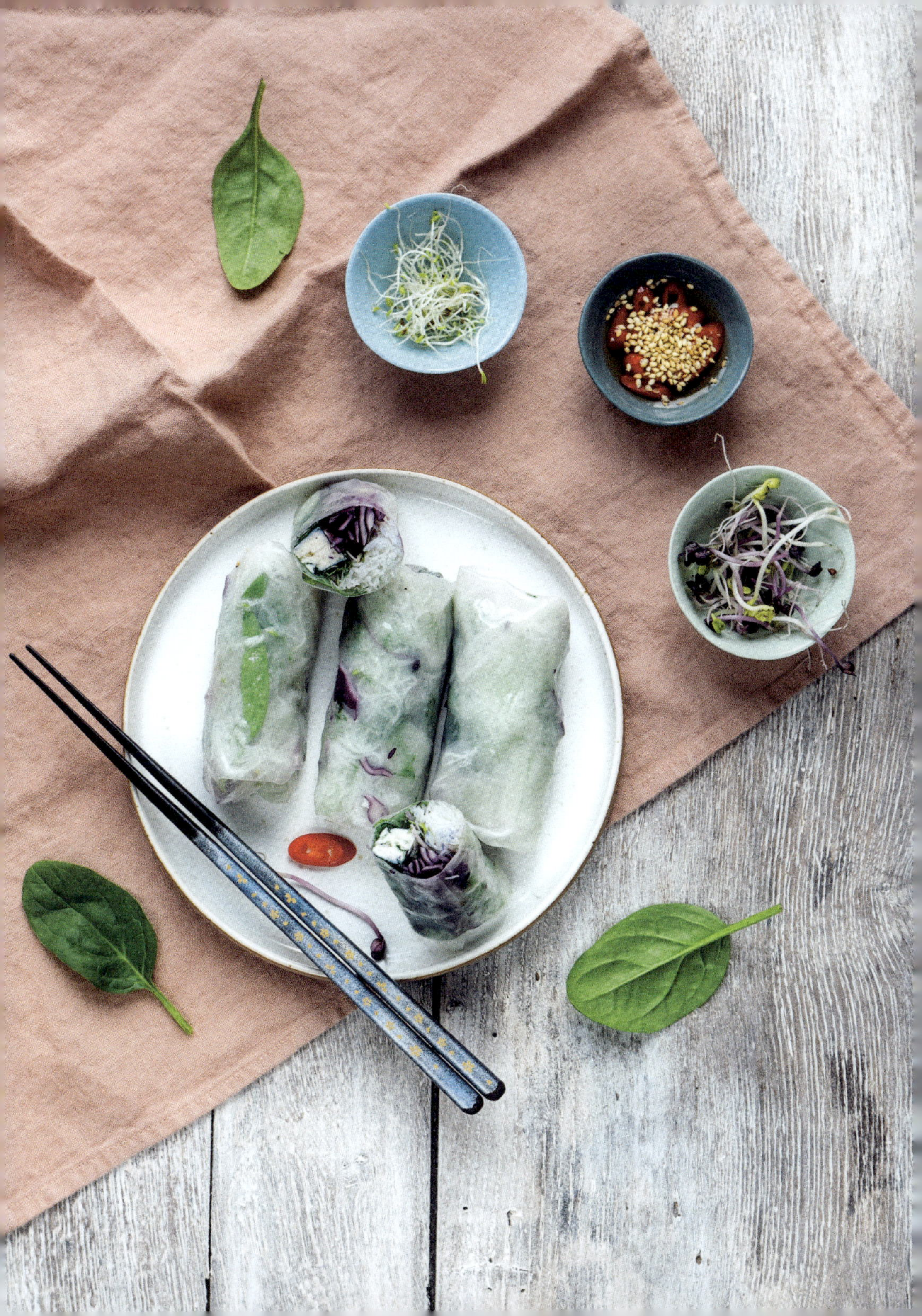

PETITS PAINS DE SEIGLE À LA SPIRULINE

(V) PRÉPARATION ⇨ 30 MINUTES | TEMPS DE REPOS ⇨ 4 HEURES | CUISSON ⇨ 20 MINUTES

POUR 6 PETITS PAINS

INGRÉDIENTS

+ **2 cuillerées à soupe de spiruline en poudre ou 12 g de spiruline fraîche**
+ **200 g de farine d'épeautre**
+ **200 g de farine de seigle**
+ **20 g de levure fraîche**
+ **25 cl d'eau à température ambiante**
+ **10 g de sel**

Dans un petit saladier, émiettez la levure fraîche dans un peu d'eau. Laissez reposer quelques minutes.

Dans un grand saladier, mélangez les farines, le sel et l'eau. Ajoutez la levure. Pétrissez pendant 15 minutes. La pâte doit changer de consistance et devenir lisse. Ajoutez la spiruline et mélangez. Réalisez une boule avec la pâte et laissez-la reposer près d'une source de chaleur durant 3 heures environ, elle va doubler de volume.

Dégazez la pâte en la pliant vigoureusement pour retirer l'air qu'elle contient. Divisez en 6 parts égales et formez des petites boules. Laissez pousser à nouveau pendant 1 heure.

Préchauffez le four à 180 °C (th. 6) en chaleur statique.

Faites une entaille sur chaque pain avec un couteau très bien aiguisé. Enfournez et laissez cuire 20 minutes.

ASTUCE *Pour une belle croûte croustillante, placez un petit récipient d'eau sur la sole du four afin de générer de la vapeur.*

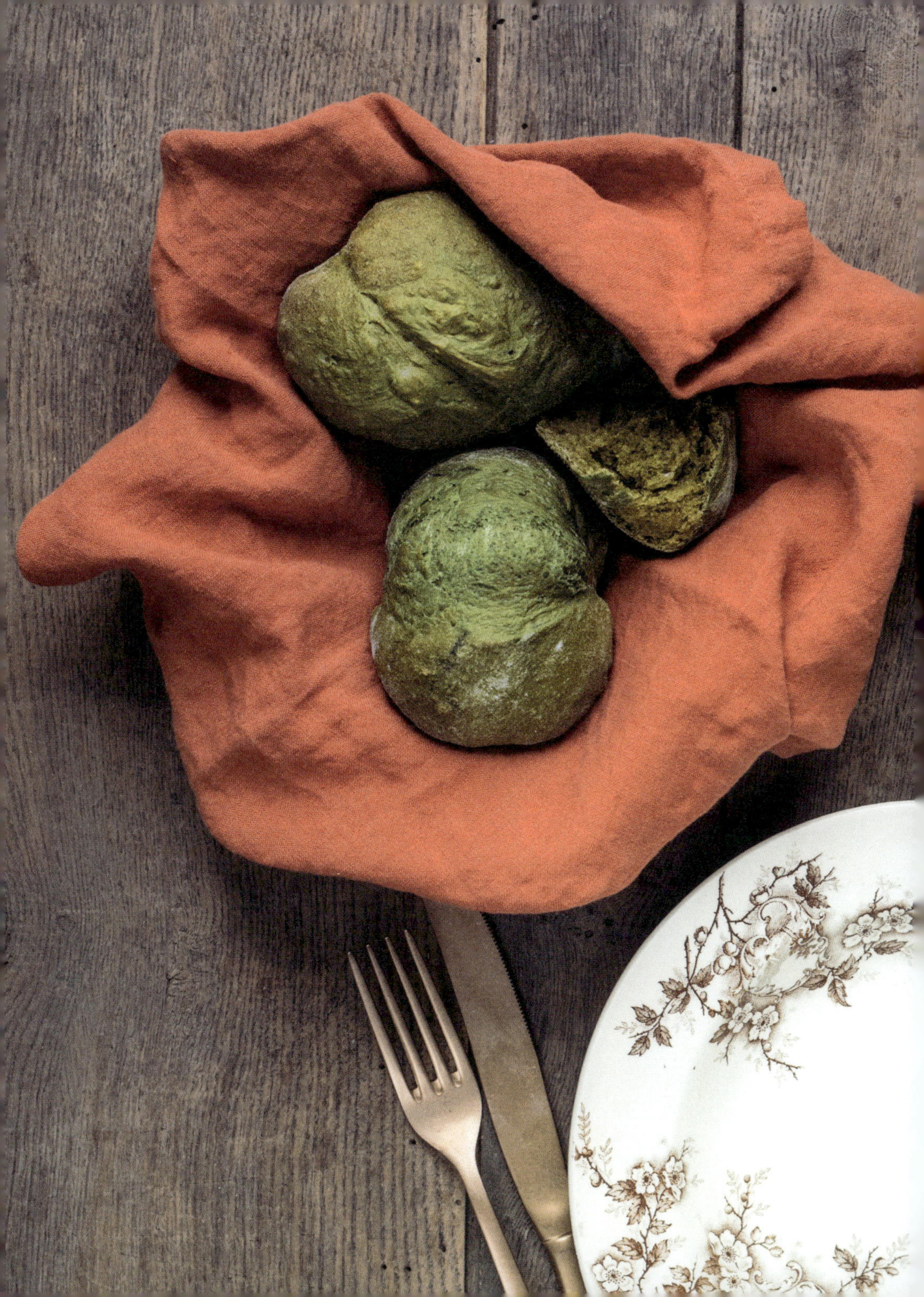

MAKIS VERTS À LA SPIRULINE

(SG) (V) PRÉPARATION ⇨ 45 MINUTES | REPOS ⇨ 6 HEURES | CUISSON ⇨ 10 MINUTES

POUR 4 PERSONNES

INGRÉDIENTS

- **1 cuillerée à soupe bombée de spiruline en poudre ou 6 g de spiruline fraîche**
- **3 feuilles d'algues nori**
- **200 g de riz à sushi**
- **1/2 avocat**
- **1/8 de chou rouge**
- **1/2 poivron jaune**
- **1/2 carotte**
- **Graines de sésame**
- **40 cl d'eau**
- **Sauce soja sans gluten**
- **1 cuillerée à soupe de vinaigre de cidre**
- **1 cuillerée à café de sucre de canne**
- **1 cuillerée à café de sel**

Lavez abondamment le riz. L'eau doit ressortir claire, sans aucune trace d'amidon. Laissez-le égoutter pendant quelques minutes.

Faites cuire le riz à feu doux et à couvert jusqu'à ce que l'eau soit entièrement absorbée. Dans une petite tasse, rassemblez le vinaigre de cidre, le sucre, le sel et la spiruline. Versez sur le riz et mélangez sans abîmer les grains de riz. Laissez le riz refroidir.

Coupez tous les légumes en petits bâtonnets. Prenez une natte à maki (*makisu*) et placez la feuille nori sur la natte, côté brillant vers l'extérieur.

Répartissez un tiers du riz sur la feuille. Étalez-le avec les mains mouillées pour former un rectangle. Répartissez les légumes sur le riz. Faites rouler le maki et posez-le sur une planche. Façonnez les autres rouleaux et coupez des tranches à l'aide d'un couteau bien aiguisé.

Mélangez la sauce soja et les graines de sésame et servez en accompagnement des makis.

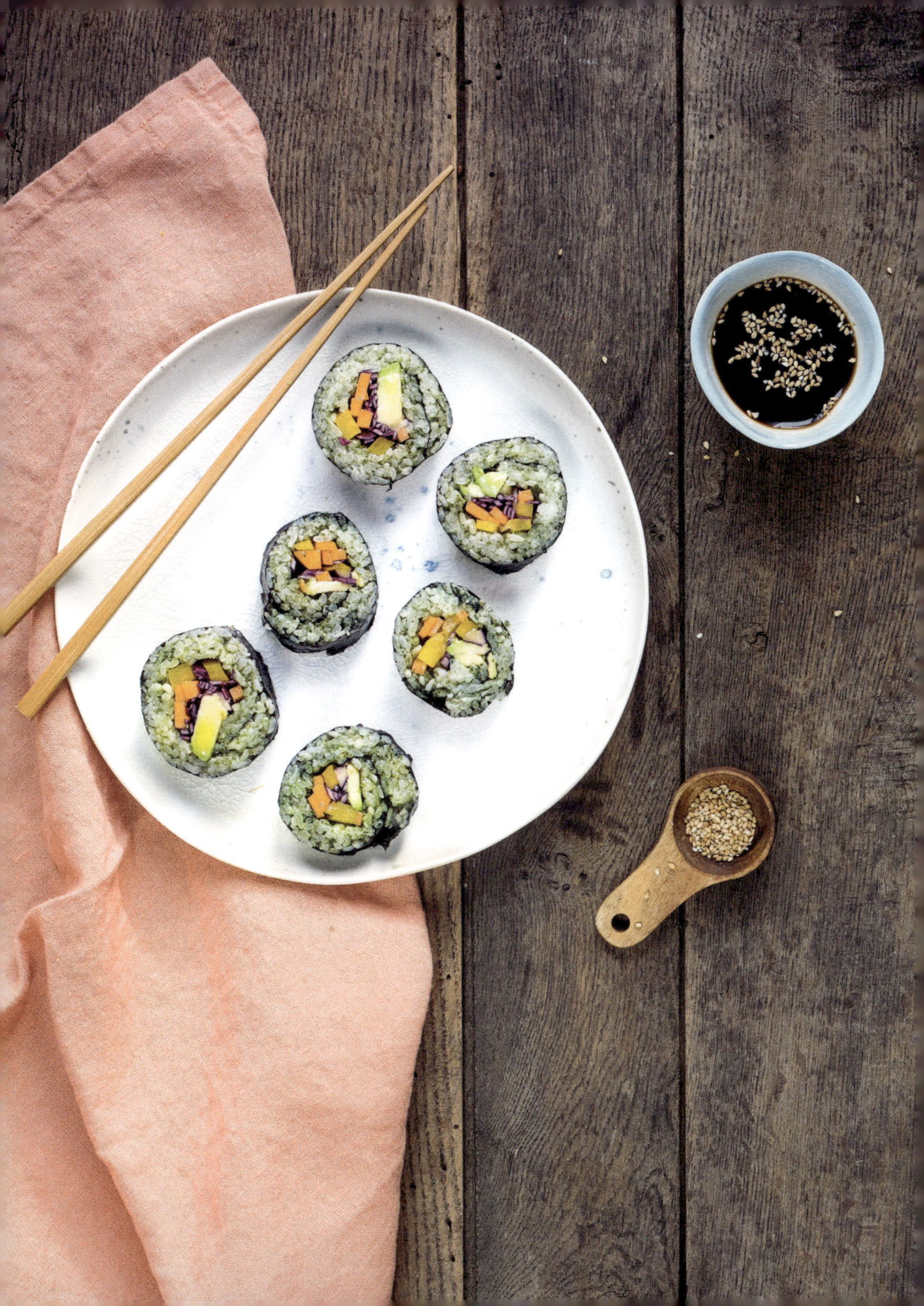

SALADE TOUTE VERTE ET ŒUFS MARBRÉS À LA SPIRULINE

(SG) PRÉPARATION ⇨ 25 MINUTES | REPOS ⇨ 6 HEURES | CUISSON ⇨ 20 MINUTES

POUR 4 PERSONNES

INGRÉDIENTS

Pour la salade

+ **1 cuillerée à café de spiruline en poudre**
+ **1 salade feuille de chêne**
+ **250 g de pois gourmands**
+ **250 g de petits pois frais écossés**
+ **Le jus de 1/2 citron**
+ **Huile d'olive**
+ **Sel**
+ **Poivre du moulin**

Pour la marinade des œufs marbrés

+ **2 cuillerées à soupe de spiruline en poudre ou 12 g de spiruline fraîche**
+ **6 œufs à température ambiante**
+ **1 cuillerée à soupe de sauce soja**
+ **4 cuillerées à soupe de vinaigre de cidre ou de riz**
+ **2 cuillerées à soupe de sucre roux**

ASTUCE *Les œufs marbrés à la spiruline peuvent être aussi servis avec des toasts d'avocat. Si vous les faites avec de la spiruline fraiche, vos œufs deviendront tout bleus.*

Préparez les œufs marbrés. Vous pouvez le faire jusqu'à 48 heures à l'avance et au moins 6 heures avant de les manger. Dans un petit saladier, préparez la marinade : versez 50 cl d'eau avec le vinaigre, le sucre, la spiruline, la sauce soja. Mélangez bien. Dans une casserole d'eau frémissante, faites cuire les œufs durant 6 minutes. Une fois cuits, refroidissez-les dans de l'eau glacée. Cassez la coquille des œufs sans la retirer, sur le plan de travail. Puis plongez-les dans la marinade et réservez au frigo.

Épluchez la salade en retirant les feuilles abimées, lavez-la à l'eau claire à plusieurs reprises. Essorez-la bien.

Faites cuire les pois gourmands à la vapeur 8 minutes. Une fois cuits, trempez les dans l'eau froide pour qu'ils gardent leur couleur et que la cuisson soit stoppée. Faites cuire les petits pois 10 minutes. Refroidissez-les aussi dans de l'eau glacée.

Préparez la vinaigrette, en mélangeant 2 cuillerées à soupe d'huile d'olive, la spiruline, le sel et le jus de citron.

Dressez la salade avec les légumes vapeur puis écaillez les œufs et versez la vinaigrette. N'oubliez pas de poivrer généreusement.

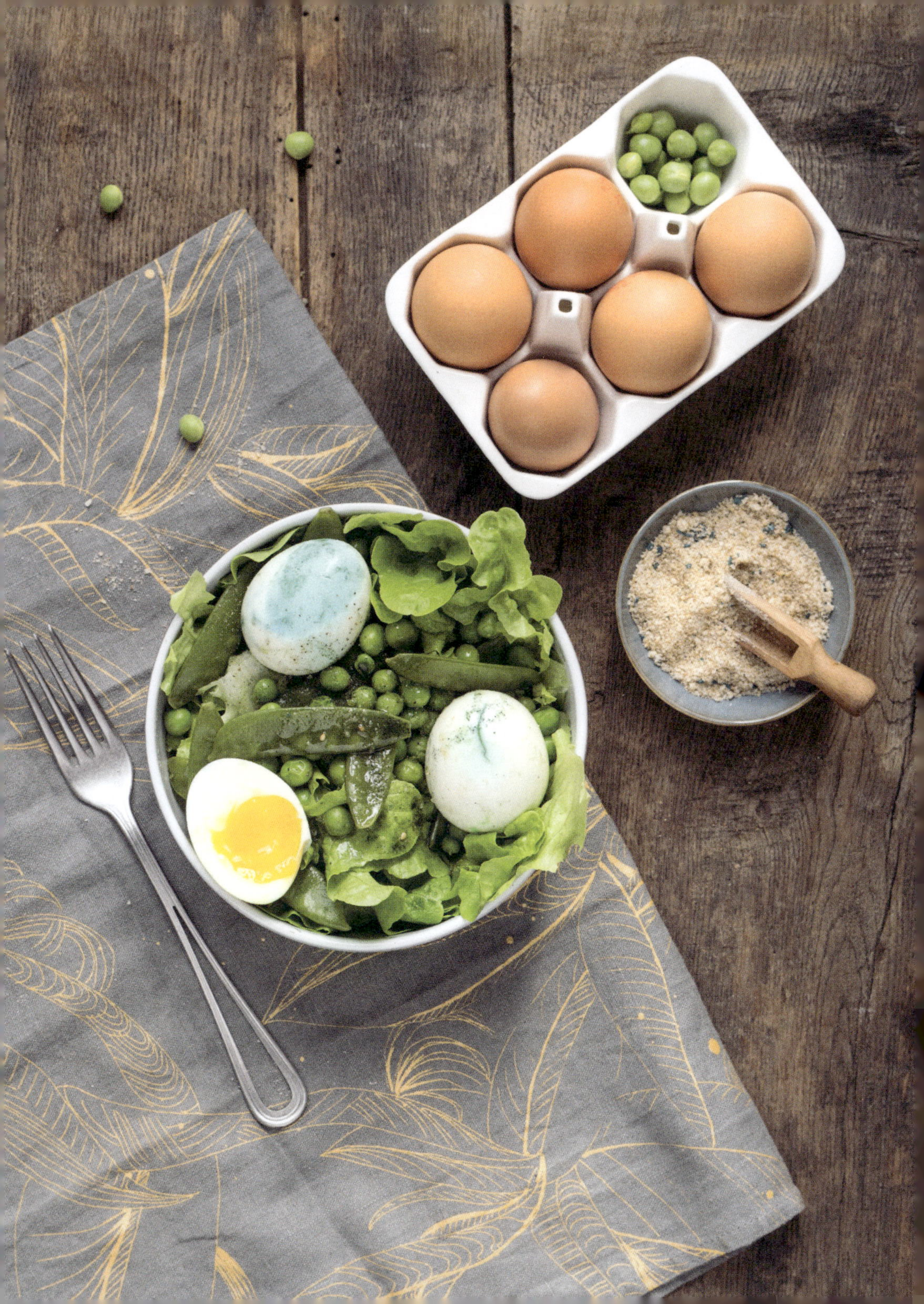

QUICHE PATATE DOUCE ET SPIRULINE

PRÉPARATION ⇨ 50 MINUTES | REPOS ⇨ 1 HEURE | CUISSON ⇨ 40 MINUTES

POUR 6 PERSONNES

INGRÉDIENTS

Pour la pâte

- **200 g de farine d'épeautre**
- **6 cl de lait végétal ou d'eau froide**
- **100 g de beurre très froid coupé en morceaux**
- **1 pincée de sel**

Pour l'appareil

- **1 cuillerée à soupe de spiruline en poudre ou 6 g de spiruline fraîche**
- **1 patate douce**
- **2 œufs**
- **1 cuillerée à soupe de graines de courge**
- **25 cl de lait végétal**
- **15 cl de crème végétale d'amande ou d'avoine**
- **Huile d'olive**
- **Sel**
- **Poivre du moulin**

Dans un grand saladier, sablez entre vos mains la farine, le sel et le beurre (ne faites pas trop chauffer le beurre entre vos doigts). Ajoutez le lait végétal et formez une boule très rapidement, sans trop travailler la pâte. Enveloppez la boule de pâte dans du film alimentaire et laissez reposer au réfrigérateur durant 1 heure au minimum.

Préchauffez le four à 160 °C (th. 5-6) en chaleur statique.

Aplatissez la boule de pâte avec un rouleau à pâtisserie. Farinez le plan de travail et étalez la pâte sur 2 à 3 mm d'épaisseur. Foncez le moule et piquez la pâte avec une fourchette. Faites cuire la pâte à blanc durant 20 minutes.

Épluchez la patate douce et coupez-la en petits cubes. Faites-les revenir quelques minutes dans un peu d'huile d'olive dans une poêle.

Préparez l'appareil en fouettant énergiquement le lait, la crème, les œufs et la spiruline. Assaisonnez avec du sel et du poivre.

Sortez le moule du four et versez sur la pâte la patate douce ainsi que l'appareil et les graines de courge. Augmentez le four à 180 °C (th. 6) et laissez cuire 20 minutes.

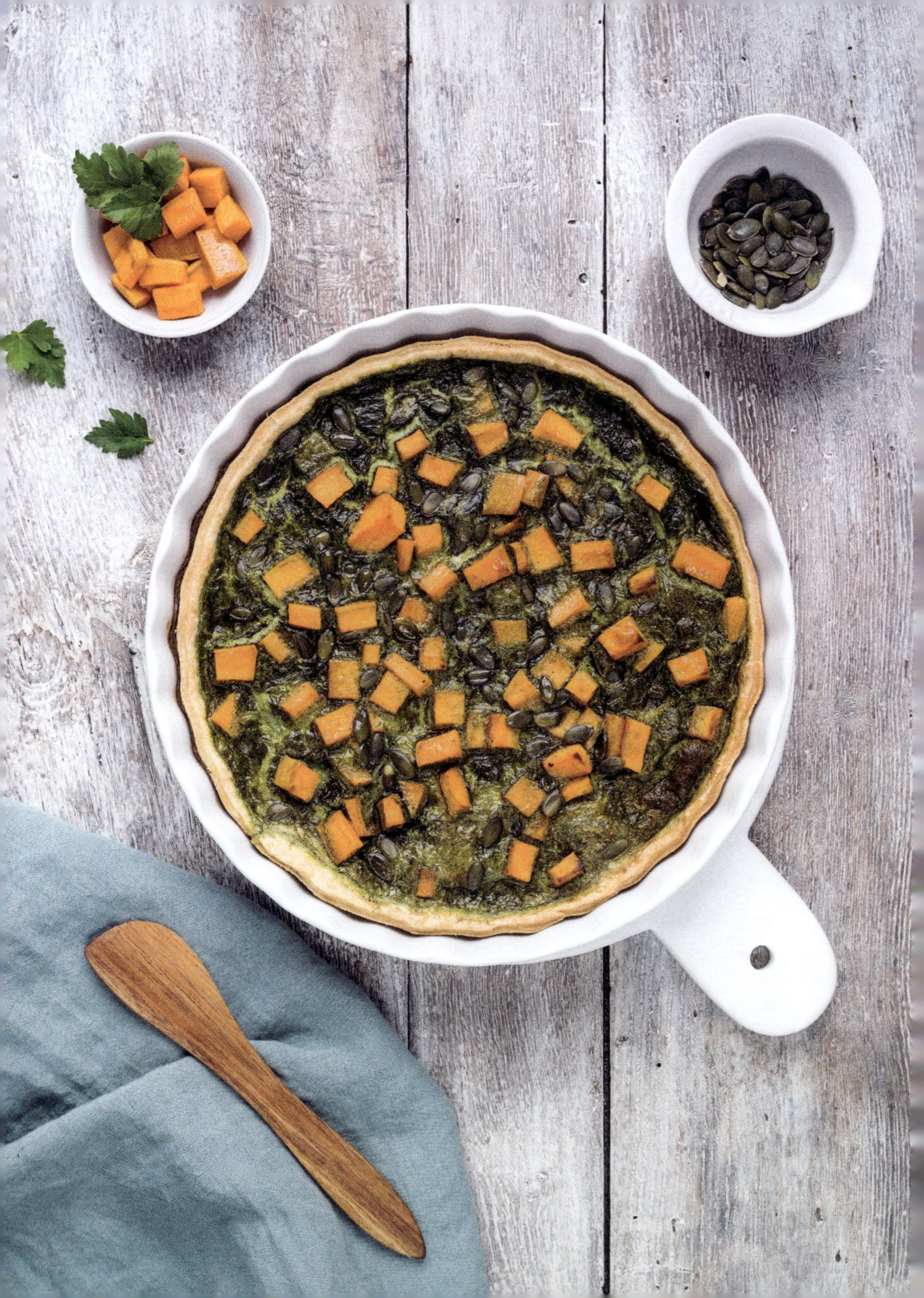

ÉPEAUTRE GERMÉ AUX PETITS LÉGUMES VERTS

(V) PRÉPARATION ⇨ 20 MINUTES | REPOS ⇨ 24 HEURES | CUISSON ⇨ 8 MINUTES

POUR 4 PERSONNES

INGRÉDIENTS

+ **1 cuillerée à soupe de spiruline en poudre ou 6 g de spiruline fraîche**
+ **200 g de petit épeautre**
+ **400 g de fèves**
+ **1 petite courgette**
+ **1 petit oignon**
+ **Huile d'olive**
+ **Sel**
+ **Poivre du moulin**

La veille, faites tremper le petit épeautre dans de l'eau filtrée durant une nuit. Le jour même, égouttez-le pendant quelques heures.

Épluchez les fèves. Plongez-les pendant 1 minute dans de l'eau bouillante et laissez-les refroidir dans de l'eau glacée. Retirez la petite peau de chaque fève.

Épluchez l'oignon et émincez-le. Coupez la courgette en petits dés. Dans une poêle, faites chauffer l'huile d'olive, ajoutez la spiruline et l'oignon et faites revenir quelques minutes à feu doux.
Ajoutez la courgette et l'épeautre et faites revenir pendant 5 minutes. Incorporez les fèves.

Servez chaud ou froid.

ASTUCE *Servez cette recette avec du parmesan rapé.*

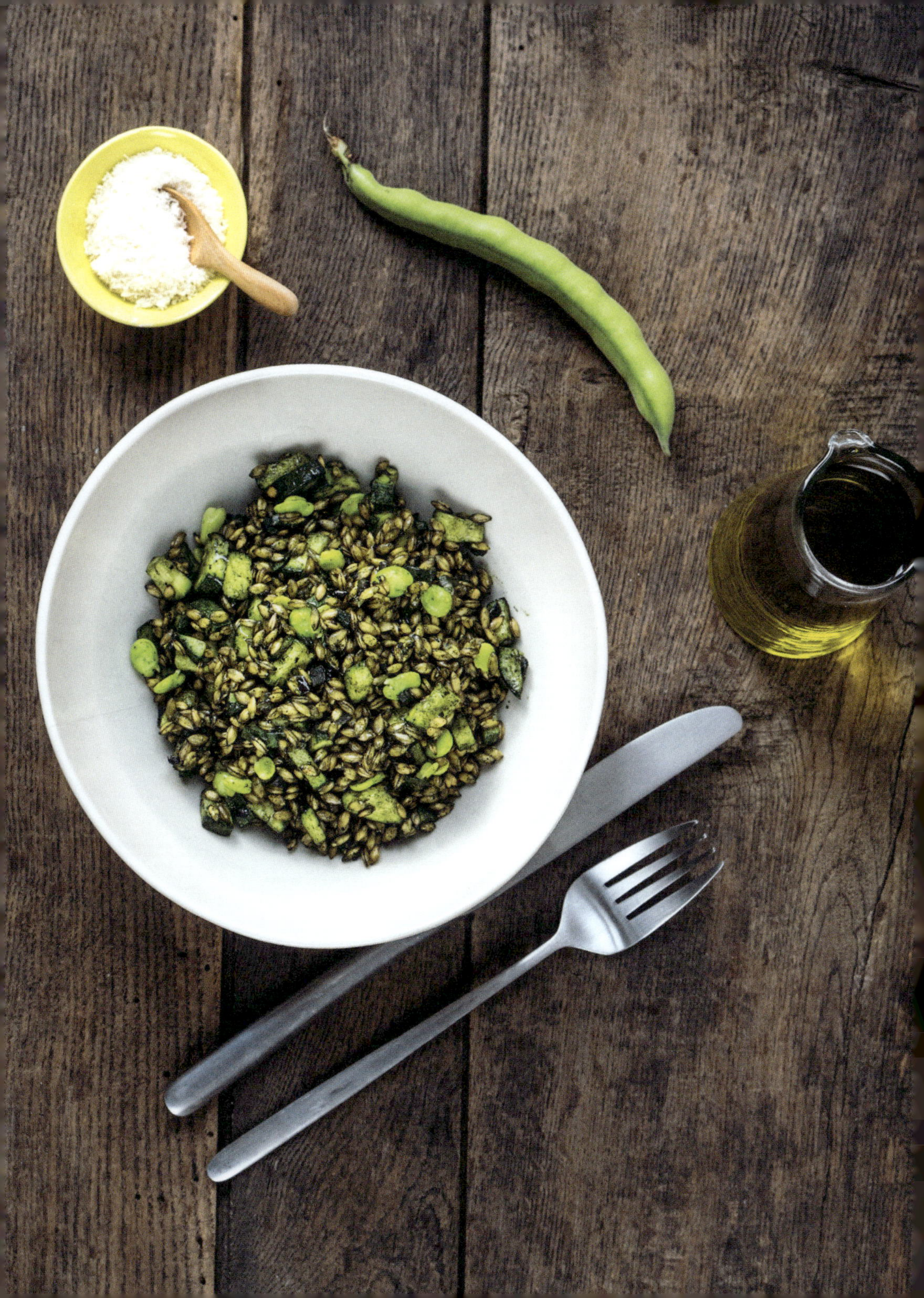

TACOS

(V) PRÉPARATION ⇨ 20 MINUTES

POUR 6 TACOS

INGRÉDIENTS

- **1 cuillerée à soupe de spiruline en poudre ou 6 g de spiruline fraîche**
- **6 wraps**
- **3 cuillerées à soupe de yaourt végétal nature**
- **100 g de feta**
- **1 avocat**
- **1 patate douce**
- **1 oignon rouge**
- **1 petit piment**
- **1/2 bouquet de coriandre**
- **Le jus de 1 citron vert**
- **Huile d'olive**
- **Sel**
- **Poivre du moulin**

Épluchez la patate douce et coupez-la en petits dés. Dans une poêle, faites-les revenir quelques minutes dans un peu d'huile d'olive.

Dans un bol, versez le yaourt, le jus de citron, la spiruline, du sel, du poivre et mélangez.

Coupez l'avocat en tranches, la feta en morceaux, l'oignon et le piment en fines rondelles et effeuillez la coriandre.

Faites chauffer les wraps dans une poêle sans matière grasse. Disposez les différents ingrédients sur chaque taco puis saupoudrez de spiruline pour assaisonner.

Servez avec la sauce.

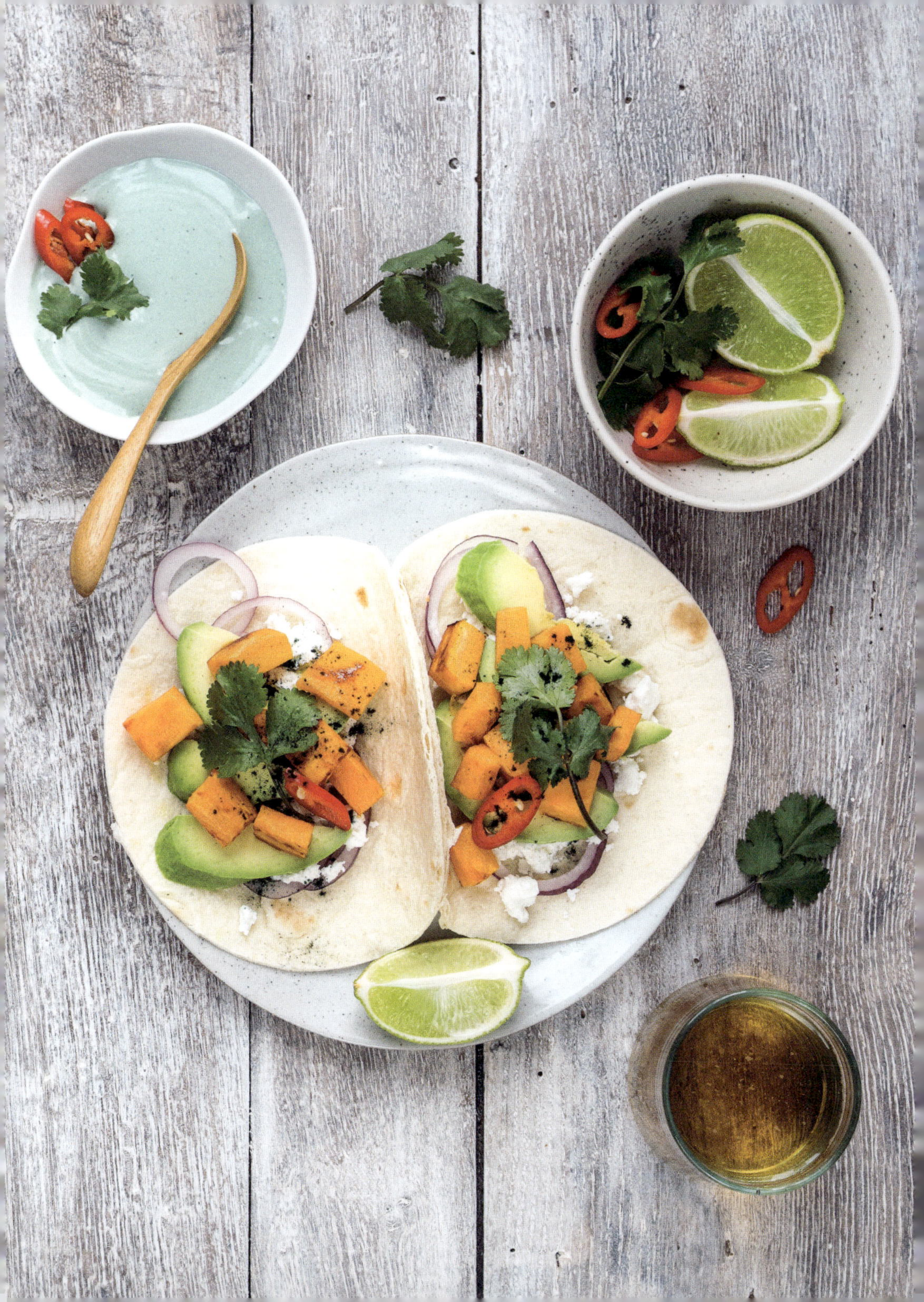

SOUPE BROCOLI-SPIRULINE-KASHA

(SG) (V) PRÉPARATION ⇨ 10 MINUTES | CUISSON ⇨ 30 MINUTES

POUR 4 PERSONNES

INGRÉDIENTS

- **10 g de spiruline en poudre ou 6 g de spiruline fraîche**
- **1 tête de brocoli**
- **400 g de pommes de terre (type bintje)**
- **2 cuillerées à soupe de kasha**
- **1 gros oignon**
- **1 litre de bouillon de légumes**
- **Huile d'olive**
- **Sel**

Émincez finement l'oignon. Dans une grande casserole, faites chauffer l'huile d'olive à feu moyen et ajoutez l'oignon émincé. Faites cuire jusqu'à ce qu'il devienne translucide, pendant 10 minutes environ.

Lavez le brocoli et coupez-le en morceaux. Épluchez les pommes de terre et coupez-les en morceaux. Ajoutez les légumes dans la casserole et faites-les revenir rapidement. Ajoutez le bouillon de légumes. Couvrez et laissez cuire pendant 20 minutes environ.

À la fin de la cuisson, ajoutez la spiruline et le sel. Mixez et ajustez avec un peu d'eau jusqu'à l'obtention de la consistance voulue.

Dans une petite poêle, torréfiez le kasha quelques minutes.

Servez la soupe parsemée de kasha.

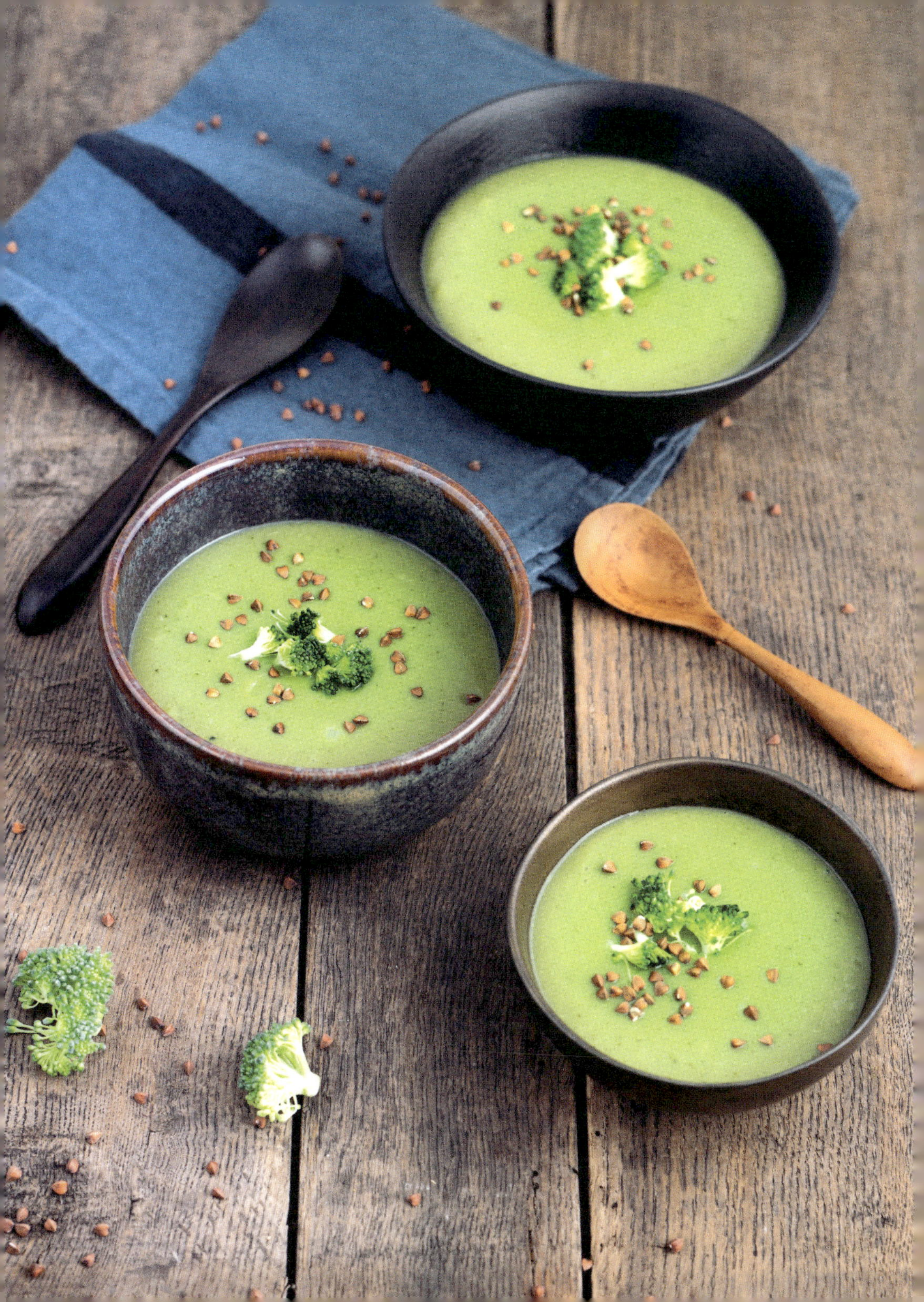

BUDDHA BOWL AU TOFU MARINÉ À LA SPIRULINE

(SG) (V) PRÉPARATION ⇨ 20 MINUTES | CUISSON ⇨ 20 MINUTES | REPOS ⇨ 20 MINUTES

POUR 2 BOLS

INGRÉDIENTS

- **2 cuillerées à soupe de spiruline en poudre ou 12 g de spiruline fraîche**
- **160 g de quinoa blanc**
- **100 g de tofu nature**
- **2 poignées de pousses d'épinards**
- **1/2 patate douce**
- **1/2 courgette**
- **1 poivron jaune**
- **1 poignée de graines germées**
- **1 feuille de laurier**
- **Huile d'olive**
- **Sel**

Égouttez consciencieusement le tofu et coupez-le en petits dés. Déposez-les dans une assiette, arrosez-les d'huile d'olive et ajoutez la spiruline. Mélangez et réservez au frais.

Rincez bien le quinoa. Mettez-le dans une casserole avec 1,5 fois son volume d'eau avec 1 pincée de sel et le laurier. Faites cuire à feu doux durant 10 minutes. Émiettez avec une fourchette et laissez reposer quelques instants.

Coupez tous les légumes en petits dés. Dans une petite poêle avec de l'huile d'olive, faites revenir quelques minutes la patate douce et la courgette à feu doux.

Mélangez 2 cuillerées à soupe d'huile d'olive, le sel et 1 cuillerée à café de spiruline.

Dans des bols, versez le quinoa et dressez harmonieusement dessus la courgette sautée, la patate douce, les pousses d'épinards, les graines germées, le tofu et le poivron. Arrosez avec la sauce et servez.

ASTUCE *Le quinoa est enrobé d'une substance appelée saponine. Elle produit une mousse semblable au savon qui lui donne un goût amer. Pour l'enlever, il suffit de rincer abondamment le quinoa à l'eau claire.*

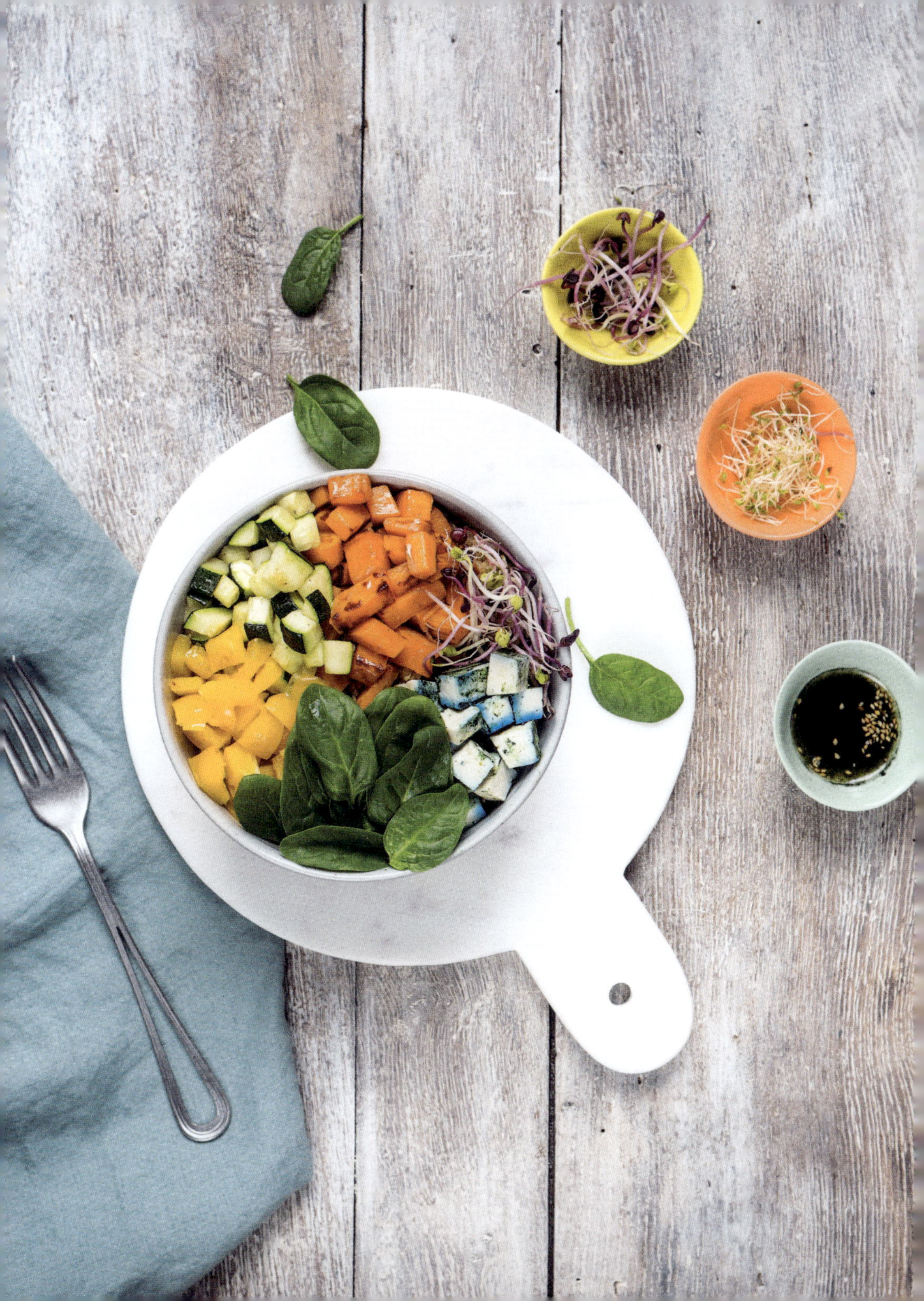

GALETTES DE QUINOA À LA SPIRULINE

(SG) PRÉPARATION ⇨ 20 MINUTES | CUISSON ⇨ 15 MINUTES | REPOS ⇨ 30 MINUTES

POUR 4 PERSONNES

INGRÉDIENTS

- **1 cuillerée à soupe de spiruline en poudre ou 6 g de spiruline fraîche**
- **160 g de quinoa**
- **40 g de flocons d'avoine**
- **100 g de feta**
- **2 œufs**
- **1/2 bouquet de persil**
- **Huile d'olive**
- **1 pincée de sel**
- **Poivre du moulin**

Rincez bien le quinoa. Placez-le dans une casserole avec 1,5 fois son volume d'eau et le sel. Faites cuire à feu doux pendant 10 minutes. Émiettez avec une fourchette et laissez reposer quelques instants.

Dans un grand saladier, versez le quinoa refroidi avec les flocons d'avoine, la spiruline, la feta émiettée, le persil haché, les œufs, du sel et du poivre.

Laissez la préparation au réfrigérateur durant 30 minutes.

Sortez la préparation. Humidifiez vos mains et formez des petites galettes de 5 cm de diamètre environ.

Faites chauffer un peu d'huile d'olive dans une petite poêle et faites-y colorer les galettes de chaque côté.

Servez les galettes chaudes avec une salade.

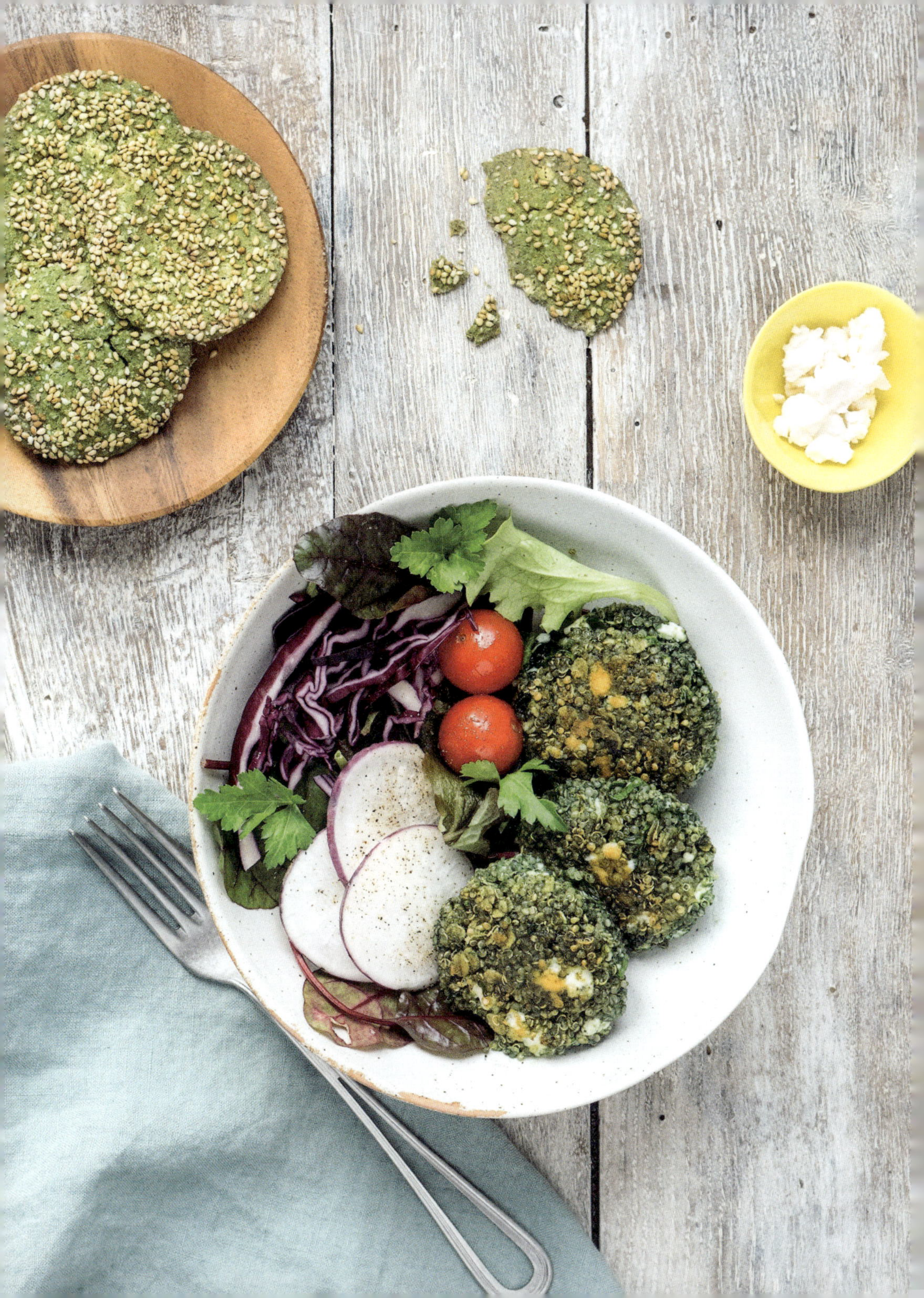

PÂTES FRAÎCHES À LA SPIRULINE

(V) PRÉPARATION ⇨ 30 MINUTES | REPOS ⇨ 1 HEURE | CUISSON ⇨ 3 MINUTES

POUR 4 PERSONNES (600 G DE PÂTE)

INGRÉDIENTS

- **1 cuillerée à soupe de spiruline en poudre ou 6 g de spiruline fraîche**
- **4 œufs frais**
- **300 g de farine de blé tendre T65**
- **100 g de farine de blé dur**

Dans un grand saladier, mélangez les farines et la spiruline. Formez un puits. Cassez-y les œufs et pétrissez durant 10 minutes environ. La texture de la pâte est très importante, elle ne doit être ni trop sèche (ajoutez un peu d'eau au besoin) ni trop humide (ajoutez un peu de farine). Filmez le pâton et réservez au réfrigérateur pendant 1 heure.

Coupez le pâton en 6 morceaux et conservez sous un torchon le temps de confectionner les pâtes.

Fixez le laminoir au plan de travail, réglez-le sur l'écartement le plus grand et passez un premier pâton. Farinez-le très légèrement, pliez-le en trois et repassez-le dans le laminoir. Refaites cette opération trois ou quatre fois puis resserrez les rouleaux. Passez à nouveau le pâton. Renouvelez l'opération jusqu'à l'épaisseur souhaitée.

Une fois la pâte bien fine, déposez-la sur un torchon sec. Faites de même pour chaque pâton.

Découpez les pâtes selon la forme voulue (lasagnes, tagliatelles, spaghetti, etc.). Faites cuire à l'eau bouillante salée pendant 3 minutes.

ASTUCE *Si vous utilisez de la spiruline en poudre, mélangez-la à la farine. Par contre, pour la spiruline fraîche, incorporez-la aux œufs.*

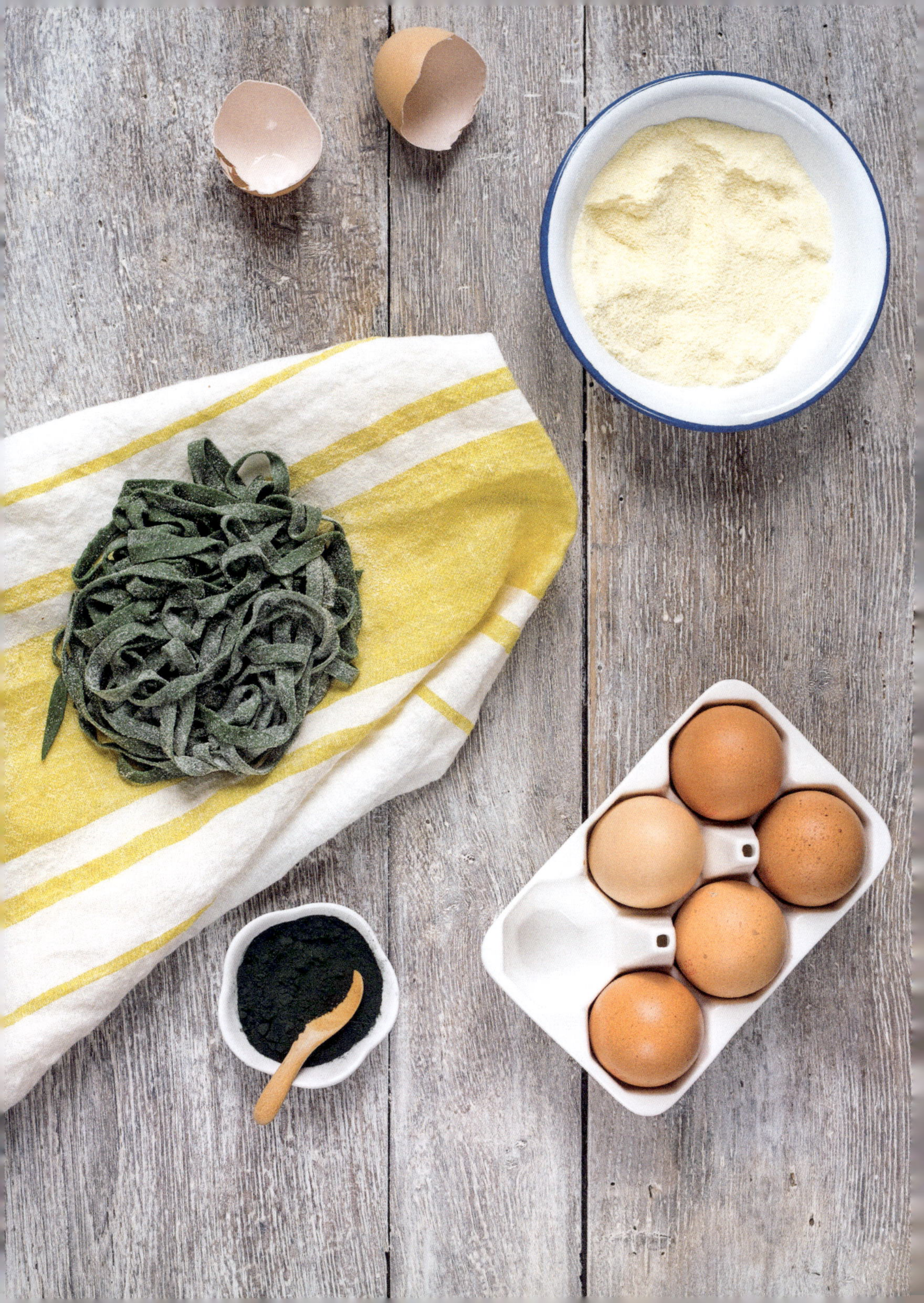

RAVIOLIS CHÈVRE-NOIX-SPIRULINE

(V) PRÉPARATION ⇨ 30 MINUTES | CUISSON ⇨ 3 MINUTES

POUR 4 PERSONNES

INGRÉDIENTS

+ **600 g de pâte à la spiruline en forme de lasagne (recette p. 98)**
+ **1 bouquet de sauge**
+ **300 g de chèvre frais**
+ **90 g de noix de Grenoble**
+ **90 g de parmesan**
+ **Un peu de farine pour le plan de travail**
+ **100 g de beurre**
+ **Sel**
+ **Poivre du moulin**

Dans une petite poêle, faites chauffer le beurre et la sauge. Laissez sur feu très doux durant la préparation des raviolis.

Réservez quelques noix pour le dressage et mixez les noix de Grenoble afin d'obtenir une poudre fine.

Dans un petit saladier, mélangez le chèvre, les noix mixées, le parmesan et du poivre. Salez avec modération car le parmesan est déjà bien salé. À l'aide d'une fourchette, amalgamez bien la farce.

Sur le plan de travail fariné, étalez la pâte à lasagne au rouleau. Faites des petits tas de farce bien espacés. Recouvrez avec la pâte afin de former les raviolis. Scellez bien la farce à l'intérieur de la pâte. Coupez la pâte. Réservez les raviolis sur un torchon sec.

Faites-les cuire dans une casserole d'eau frémissante et salée pendant 3 minutes.

Servez avec un peu de parmesan, quelques noix et le beurre de sauge.

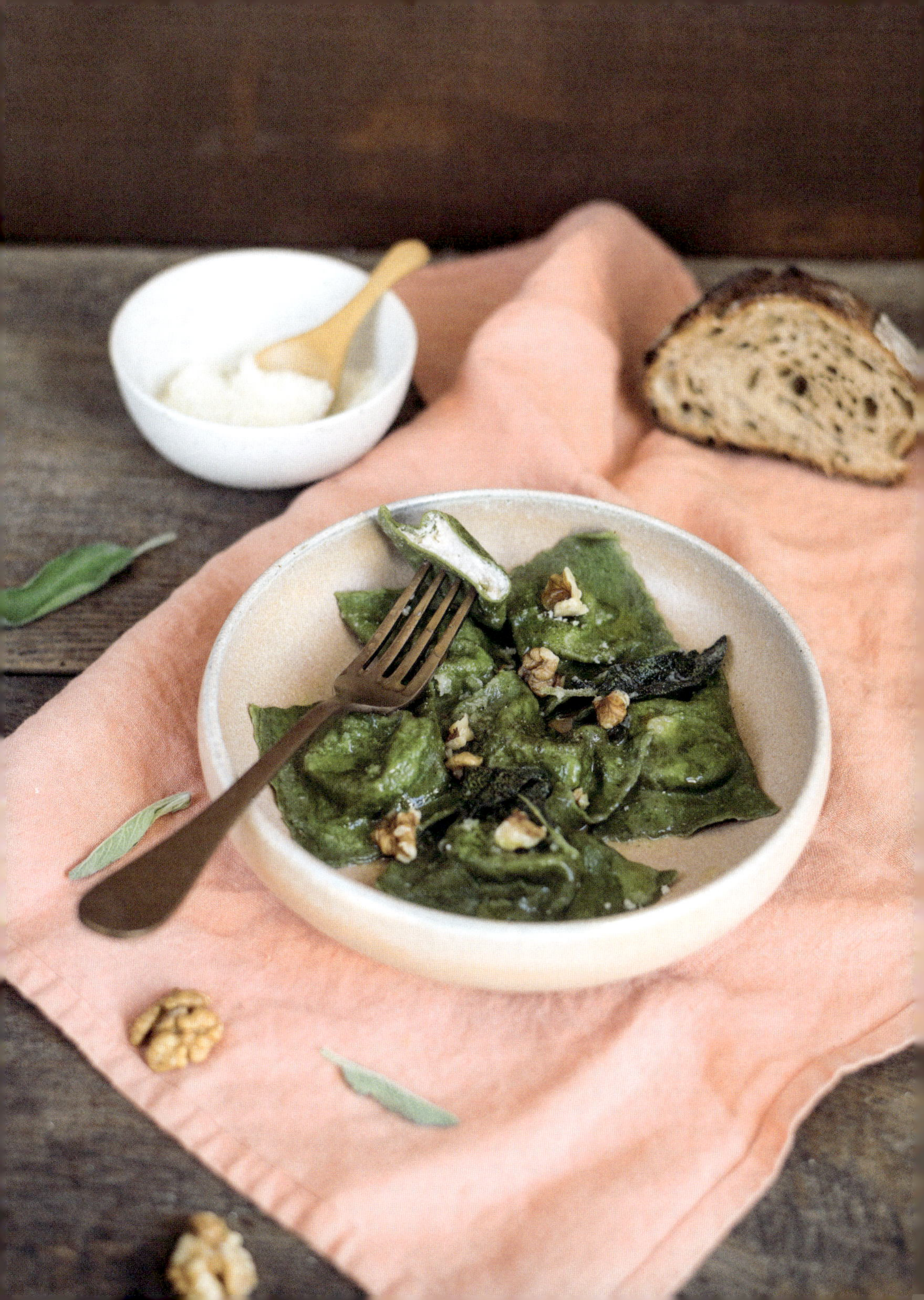

FARINATA À LA SPIRULINE ET GRAINES GERMÉES

(SG) (V) PRÉPARATION ⇨ 15 MINUTES | CUISSON ⇨ 20 MINUTES | RÉFRIGÉRATION ⇨ 1 NUIT

POUR 6 PERSONNES

INGRÉDIENTS

- **10 g de spiruline en poudre ou 15 g de spiruline fraîche**
- **3 poignées de graines germées (radis, alfalfa, fenugrec...)**
- **1 poignée de baby mungo (jeunes pousses de soja)**
- **150 g de farine de pois chiches**
- **50 cl d'eau, de préférence filtrée**
- **Huile d'olive**
- **Sel**
- **Poivre du moulin**

Rincez bien les graines germées et les pousses de soja puis égouttez-les. Réservez.

Dans un bol, versez l'eau sur la farine de pois chiches en mélangeant avec un fouet pour éviter la formation de grumeaux. Ajoutez la spiruline et salez. Laissez reposer 20 minutes au minimum ou toute une nuit, à couvert, au réfrigérateur.

Préchauffez le four à 200-210 °C (th. 6-7) en chaleur tournante.

Dans une grande poêle allant au four ou un plat de 24 cm de diamètre, versez le mélange de pois chiches sur une hauteur de 1/2 cm environ. Poivrez et huilez légèrement la surface. Enfournez et faites cuire pendant 20 minutes.

Servez la farinata parsemée des graines germées et des jeunes pousses de soja.

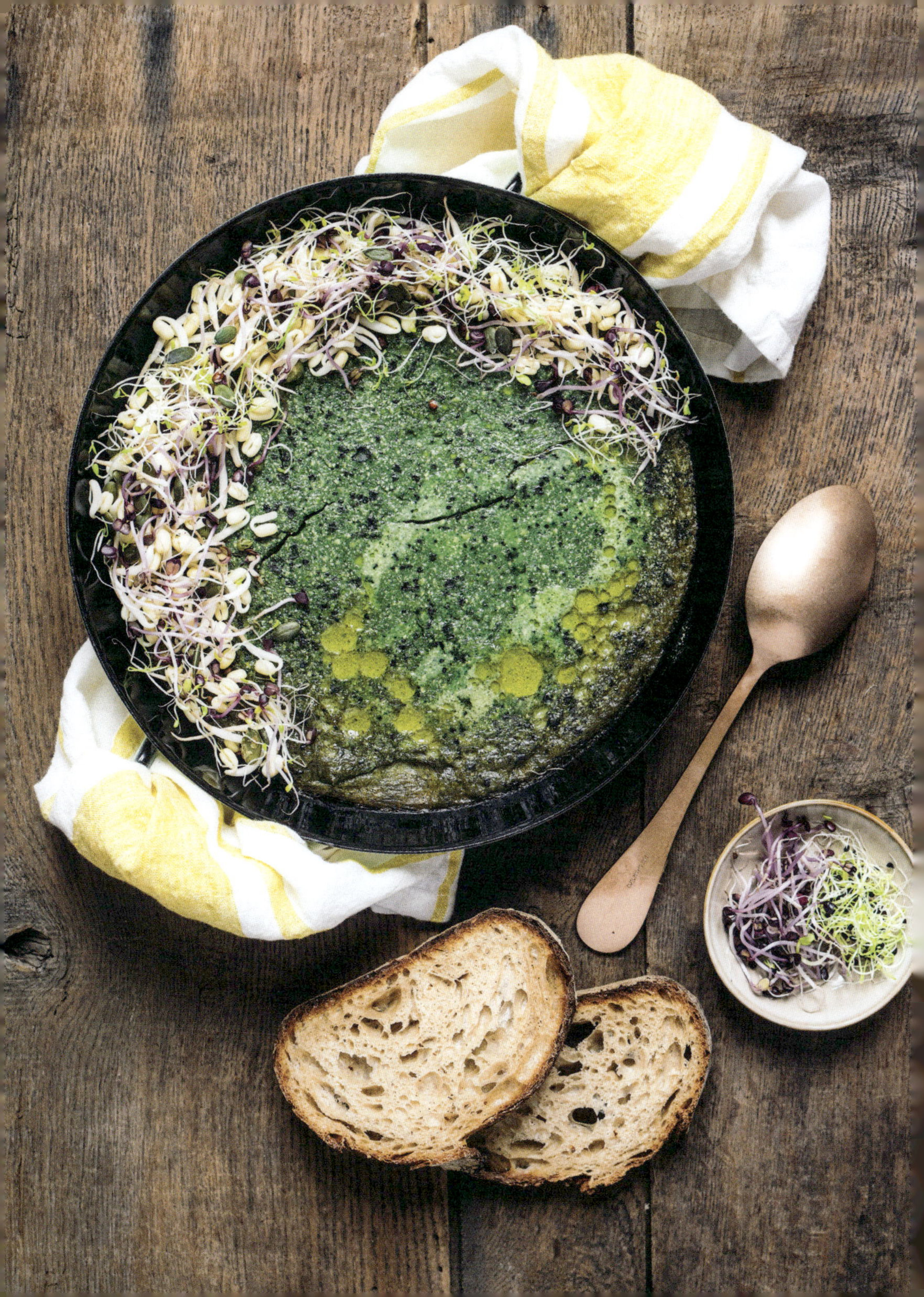

RISOTTO TOUT VERT BLETTES-SPIRULINE

(SG) PRÉPARATION ⇨ 20 MINUTES | CUISSON ⇨ 20 MINUTES

POUR 4 PERSONNES

INGRÉDIENTS

- **1 cuillerée à soupe de spiruline en poudre ou 4 g de spiruline fraîche**
- **1 botte de blettes rouges**
- **400 g de riz vialone nano**
- **1 petit oignon**
- **50 g de parmesan**
- **2 litres de bouillon de légumes ou de poule**
- **10 cl de vin blanc sec**
- **2 cuillerées à soupe d'huile d'olive**

Lavez et coupez les blettes. Râpez le parmesan. Réservez. Épluchez et émincez l'oignon.

Dans une casserole à fond épais, faites chauffer l'huile d'olive. Ajoutez l'oignon et faites-le revenir jusqu'à ce qu'il soit translucide sans qu'il colore. Ajoutez le riz et faites-le revenir jusqu'à ce qu'il soit transparent. Déglacez avec le vin et faites chauffer jusqu'à ce que tout l'alcool s'évapore.

Ajoutez les blettes puis 1 louche de bouillon et laissez cuire 15 minutes environ en rajoutant du bouillon dès que le liquide s'est évaporé. Mélangez à chaque ajout de bouillon pour le distribuer uniformément dans la casserole. Goûtez et salez si nécessaire.

Quand le riz est cuit, ajoutez la spiruline et le parmesan. Faites la *mantecatura*, c'est-à-dire remuez très délicatement et durant très peu de temps le riz puis laissez-le reposer à couvert durant 2 minutes.

Servez immédiatement… le risotto n'attend pas !

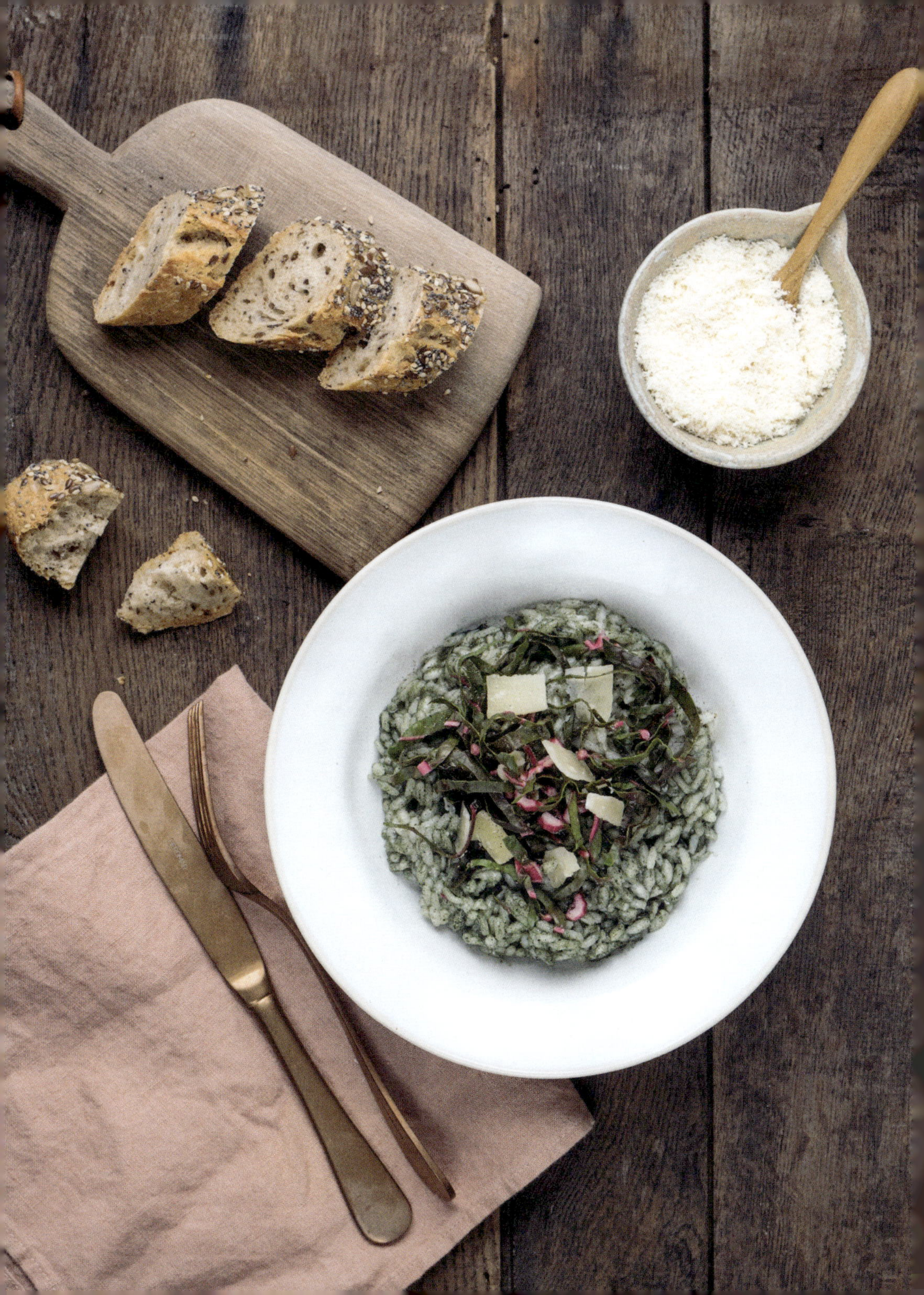

EMPAÑADAS ÉPINARDS-MOZZARELLA-SPIRULINE

(V) PRÉPARATION ⇨ 1 HEURE | CUISSON ⇨ 20 MINUTES | REPOS ⇨ 1 HEURE

POUR 4 EMPAÑADAS

INGRÉDIENTS

Pour la pâte

+ **200 g de farine d'épeautre**
+ **6 cl de lait végétal**
+ **100 g de beurre**
+ **1 pincée de sel**

Pour la farce

+ **1 cuillerée à café de spiruline en poudre ou 4 g de spiruline fraîche**
+ **250 g de mozzarella de vache**
+ **4 grosses poignées de pousses d'épinards**
+ **1/2 gousse d'ail pressée**
+ **1/2 petite échalote hachée**
+ **1 pincée de piment d'Espelette**
+ **Huile d'olive**

Pour la sauce chimichurri

+ **1 cuillerée à café de spiruline en poudre ou 4 g de spiruline fraîche**
+ **1/2 bouquet de persil**
+ **1 pincée de piment d'Espelette**
+ **1 pincée de romarin**
+ **1 cl d'huile d'olive**

Pour la dorure

+ **1 jaune d'œuf**
+ **1 cuillerée à soupe de lait végétal**

Dans un grand saladier, sablez le beurre avec la farine d'épeautre et le sel. Quand le mélange ressemble à du sable fin, ajoutez le lait végétal froid. Formez une boule rapidement. Filmez et réservez au frais pendant 1 heure.

Dans une poêle, faites revenir quelques minutes l'échalote avec la gousse d'ail dans de l'huile d'olive. Ajoutez les épinards et laissez cuire quelques minutes. Salez, incorporez la spiruline et réservez.

Coupez la mozzarella en tranches épaisses. Séchez-la. Préchauffez le four à 180 °C (th. 6).

Abaissez la pâte sur une épaisseur de 3 mm environ. Avec un emporte-pièce prélevez des cercles de pâte. Sur la partie inférieure du cercle, déposez les épinards, la mozzarella et le piment. Refermez la pâte pour former des demi-cercles. Faites deux petits trous.

Mélangez le jaune d'œuf et le lait végétal et dorez les empañadas avec ce mélange. Enfournez et laissez cuire 20 minutes.

Pour la sauce, hachez le persil et le romarin et mélangez avec l'huile d'olive, le piment et la spiruline.

Servez les empañadas bien chaudes avec la sauce.

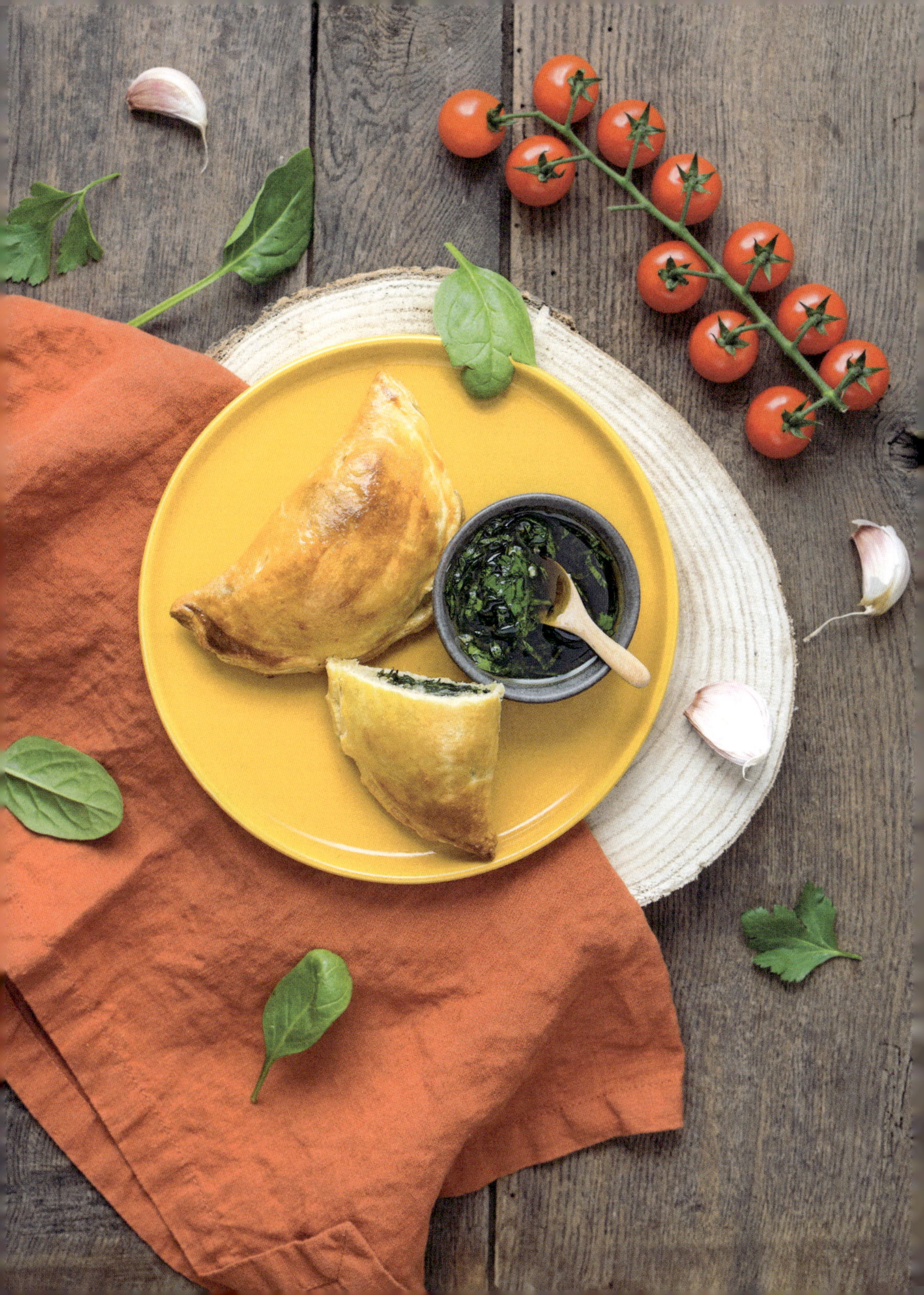

POLENTA CRÉMEUSE AU FENOUIL RÔTI ET SPIRULINE

(SG) (V) PRÉPARATION ⇨ 15 MINUTES | CUISSON ⇨ 20 MINUTES

POUR 4 PERSONNES

INGRÉDIENTS

- **+ 10 g de spiruline en poudre ou 6 g de spiruline fraîche**
- **+ 100 g de polenta précuite**
- **+ 1 gros bulbe de fenouil**
- **+ 100 g de crème d'amande ou d'avoine**
- **+ 1 cuillerée à café de graines de fenouil sauvage**
- **+ 40 cl d'eau, filtrée si possible**
- **+ 3 cuillerées à soupe d'huile d'olive**
- **+ 1 grosse pincée de sel**

Rincez soigneusement le bulbe de fenouil et coupez-le en grosses tranches épaisses. Dans une poêle, faites revenir les tranches de fenouil dans l'huile jusqu'à ce qu'elles soient tendres, 10 minutes environ à feu moyen.

Dans une petite casserole, faites chauffer l'eau salée jusqu'à frémissement. Versez la polenta en pluie. Remuez sans arrêt au fouet durant 2 minutes. Continuez de faire cuire la polenta pendant quelques minutes. Incorporez la spiruline et la crème végétale.

Versez la polenta dans des assiettes creuses, ajoutez les tranches de fenouil, parsemez de graines de fenouil et ajoutez 1 filet d'huile d'olive.

Servez aussitôt.

ASTUCE *Salez bien l'eau de cuisson de la polenta, cela change le goût du tout au tout.*

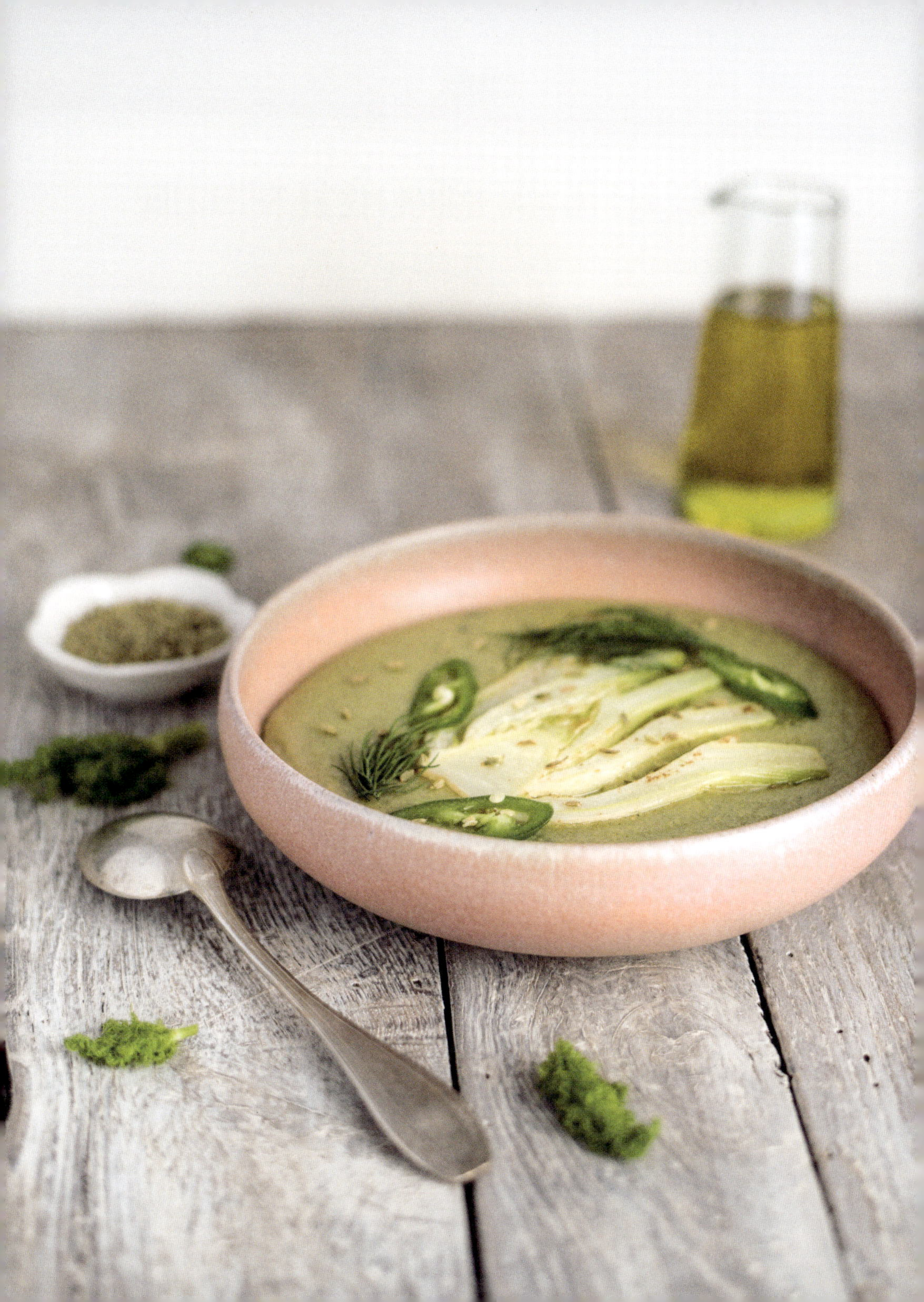

SALADE DE LENTILLES, ROQUETTE ET SPIRULINE

(SG) PRÉPARATION ⇨ 25 MINUTES | CUISSON ⇨ 20 MINUTES

POUR 4 PERSONNES

INGRÉDIENTS

- **1 cuillerée à soupe de spiruline en poudre ou 6 g de spiruline fraîche**
- **180 g de lentilles vertes**
- **50 g de tomates confites**
- **200 g de tomates cerises**
- **70 g de roquette**
- **1 feuille de laurier**
- **150 g de feta**
- **30 g de noix de Grenoble**
- **Vinaigre balsamique**
- **Huile de noix**
- **Sel**
- **Poivre du moulin**

Rincez abondamment les lentilles vertes. Versez-les dans une casserole et recouvrez-les d'eau. Ajoutez la feuille de laurier et un peu de sel. Laissez cuire à couvert durant 20 minutes. Les lentilles sont cuites quand elles sont devenues tendres mais qu'elles gardent bien leur forme malgré tout.

Égouttez les lentilles. Coupez les tomates cerises en deux, concassez les noix et coupez la roquette.

Préparez la vinaigrette de spiruline : dans un petit bol, mettez 3 cuillerées à soupe d'huile de noix, 1 petite cuillerée à soupe de vinaigre balsamique, la spiruline et le sel.

Dans un saladier, assemblez les lentilles, les tomates fraîches et confites, la roquette, les noix et émiettez la feta. Versez la vinaigrette et mélangez.

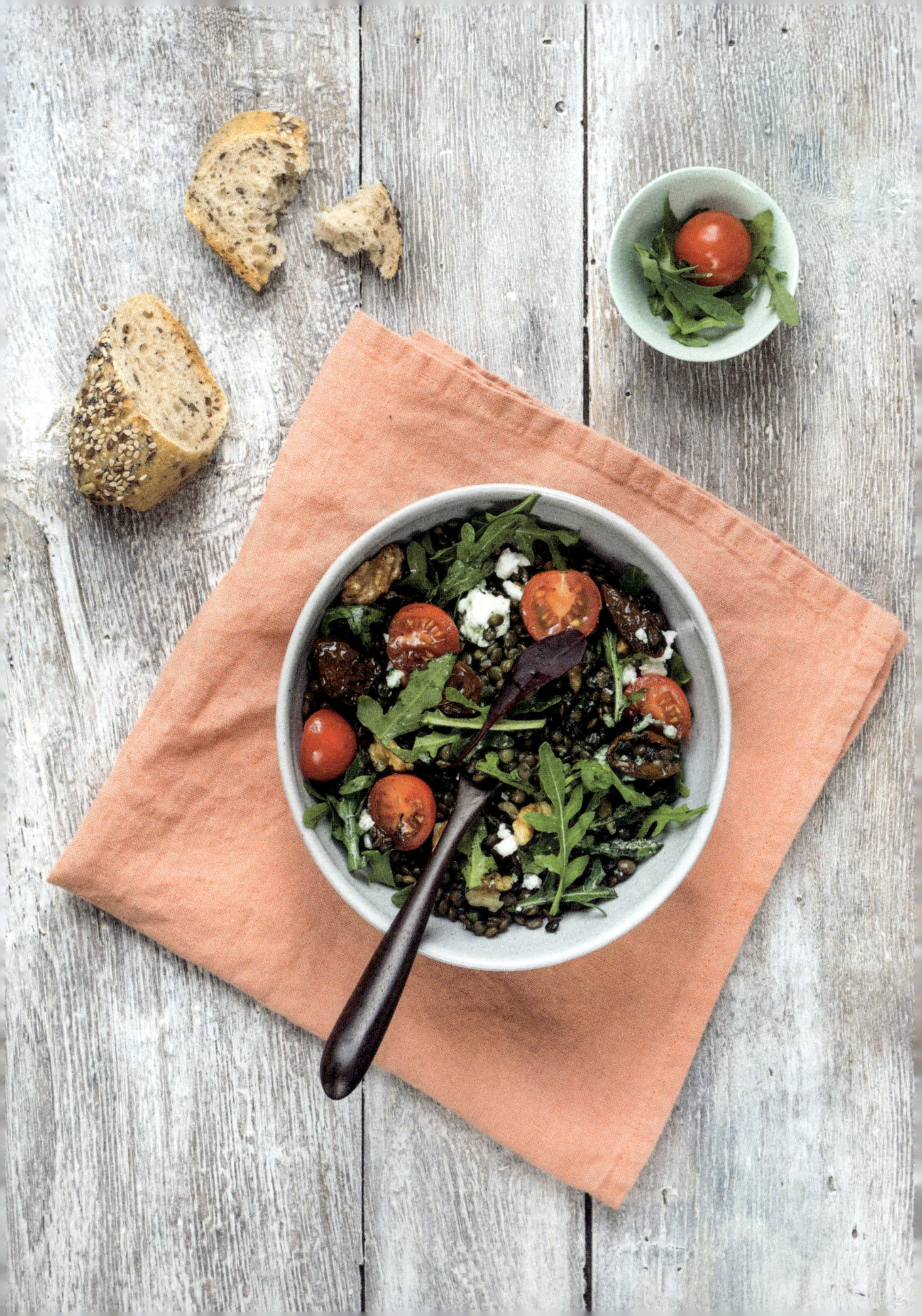

TABLETTES DE CHOCOLAT À LA SPIRULINE

SG V PRÉPARATION ⇨ 20 MINUTES | RÉFRIGÉRATION ⇨ 2 HEURES | CUISSON ⇨ 8 MINUTES

POUR 2 TABLETTES

INGRÉDIENTS

+ **1 cuillerée à soupe de spiruline en paillettes**
+ **1 cuillerée à soupe de spiruline en poudre ou 6 g de spiruline fraîche**
+ **300 g de chocolat noir**

Matériel

+ **2 moules à tablette**
+ **1 thermomètre de cuisine**

Préparez les moules à tablette. Dans l'un d'eux, versez les paillettes de spiruline.

Hachez le chocolat et préparez deux bains-marie : l'un d'eau froide, avec quelques glaçons, l'autre d'eau chaude.

Faites fondre le chocolat au bain-marie chaud. Mettez le thermomètre dans le chocolat ; il doit atteindre 55/58 °C. À cette température, faites glisser le chocolat dans le bain-marie froid en remuant sans arrêt. La température va descendre à 35 °C puis à 28°C. À ce moment replacez-le dans le bain-marie chaud pour qu'il atteigne de nouveau 31 °C. Continuez de remuer et versez une partie du chocolat dans le moule qui contient les paillettes de spiruline.

Mettez la spiruline fraîche ou en poudre dans le reste du chocolat, mélangez et versez dans l'autre moule.

Placez les deux tablettes au réfrigérateur pour 2 heures.

ASTUCE *La spiruline fraîche garde toutes ses vertus et joue un véritable rôle d'exhausteur de goût.*

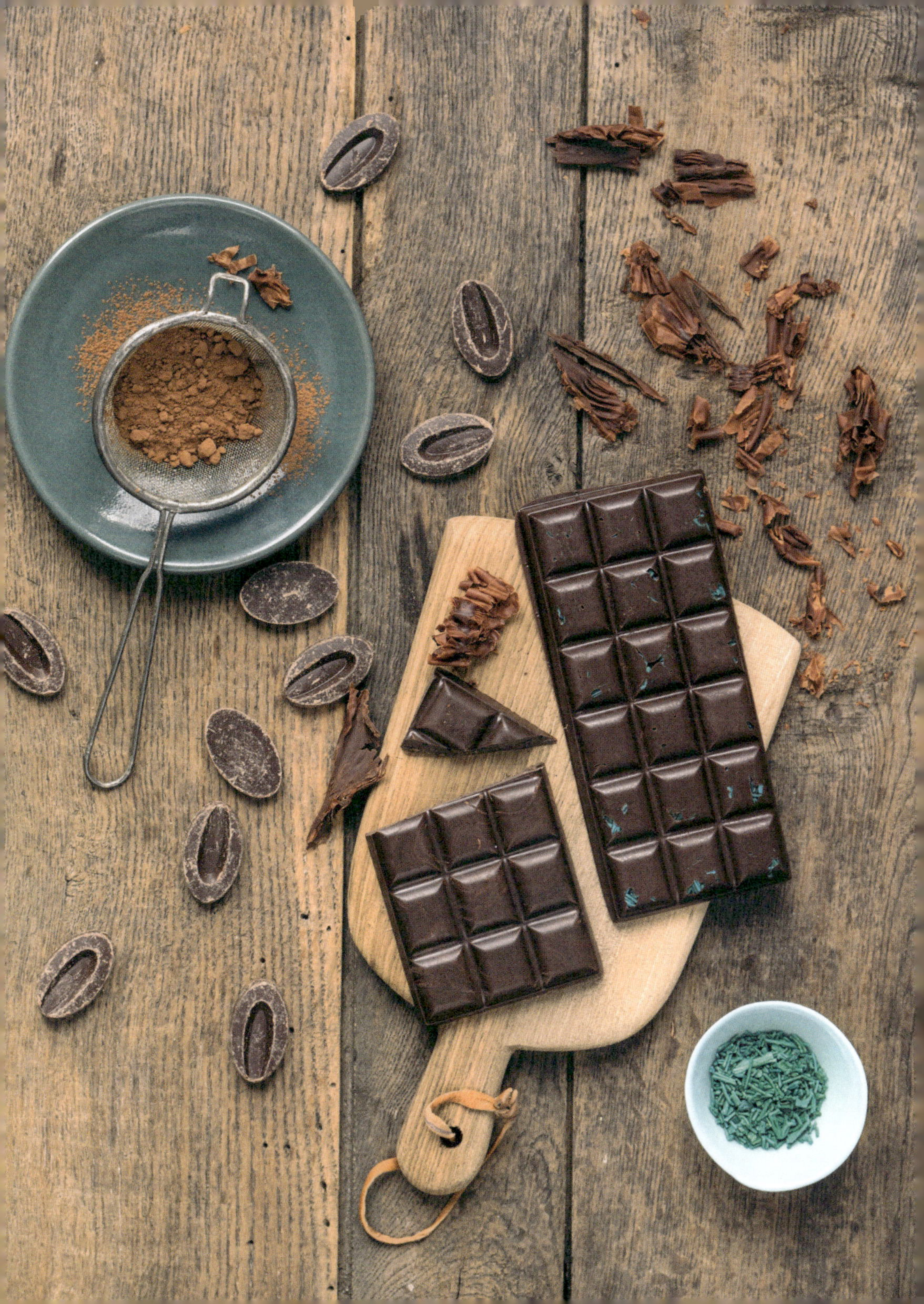

BABKA CHOCOLAT ET SPIRULINE

(V) PRÉPARATION ⇨ 30 MINUTES | REPOS ⇨ 4 H 30 | CUISSON ⇨ 50 MINUTES

POUR 6 PERSONNES

INGRÉDIENTS

- **2 cuillerées à soupe de spiruline en poudre ou 12 g de spiruline fraîche**
- **1 œuf**
- **500 g de farine T55**
- **15 g de levure de boulanger sèche**
- **250 g de lait végétal tiède**
- **60 g de beurre fondu**
- **100 g de sucre roux**
- **10 g de sel**

Pour la garniture

- **100 g de pépites de chocolat**
- **1 cuillerée à soupe de cacao en poudre**
- **50 g de beurre**
- **60 g de sucre roux**

Dans un petit saladier, mettez le lait, le beurre et la levure boulangère.

Dans le bol du robot pétrisseur, mettez la farine, le sucre et la spiruline. Mélangez. Versez le lait avec le beurre fondu et commencez à pétrir. Ajoutez l'œuf et continuez de pétrir durant 3 à 4 minutes. Ajoutez le sel. Pétrissez durant une dizaine de minutes ; la pâte doit se détacher du bol. Couvrez et laissez pousser durant 3 heures.

Étalez la pâte en un grand rectangle de 30 x 40 cm.

Dans une casserole, faites fondre le beurre et incorporez le sucre et le chocolat en poudre. Étalez la préparation sur la pâte puis parsemez les pépites de chocolat. Sur la longueur, roulez la pâte sur elle-même. Coupez le rouleau en deux dans le sens de la longueur à l'aide d'un couteau bien aiguisé. Tressez les morceaux et placez-les dans un moule à cake chemisé de papier cuisson.

Laissez pousser pendant 1 h 30.

Préchauffez le four à 190 °C (th. 6-7) en chaleur tournante. Enfournez la babka et faites cuire pendant 50 minutes en couvrant au bout de 30 minutes pour garder sa belle couleur verte.

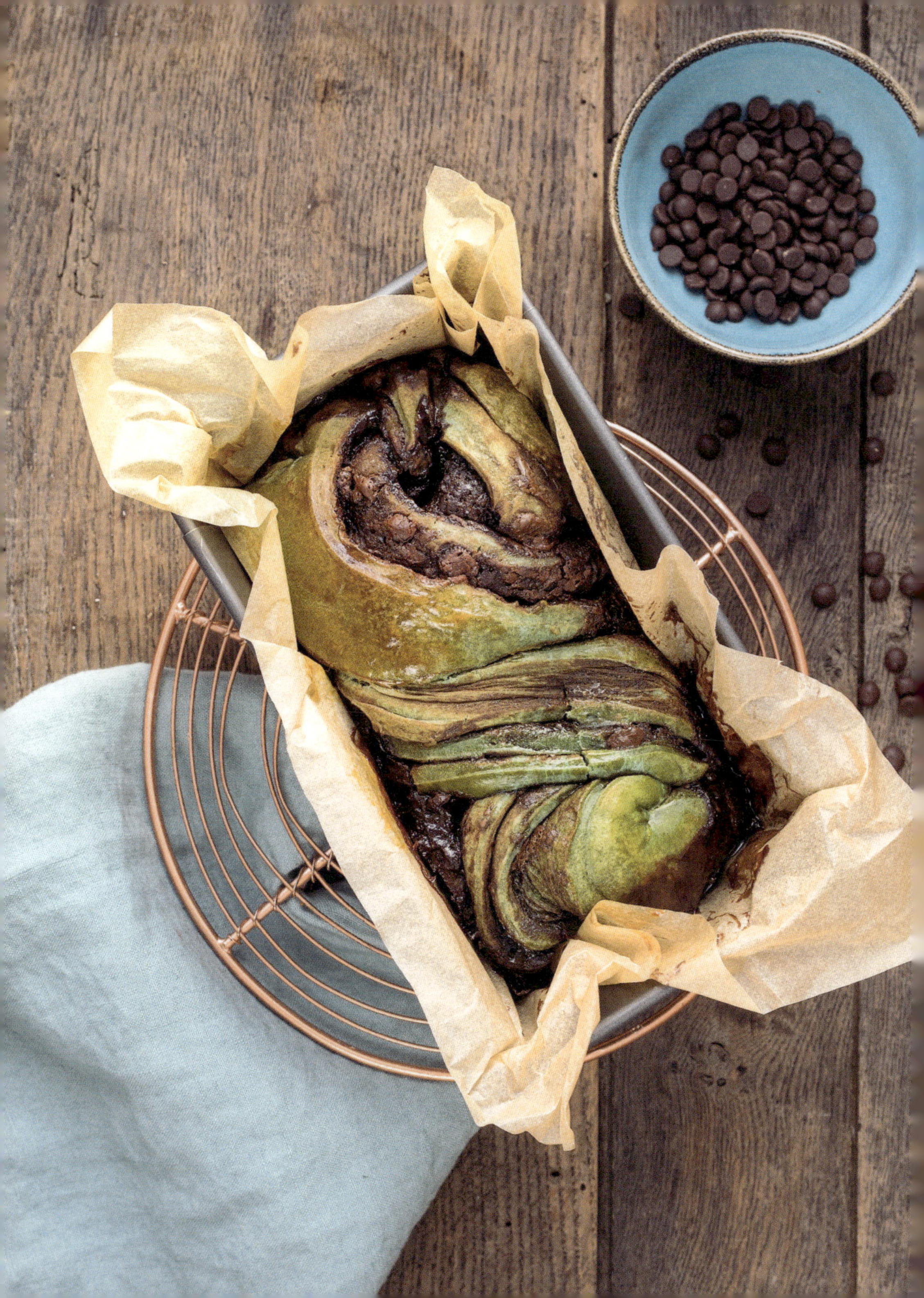

ESQUIMAUX BLEUS SANS SORBETIÈRE

(SG) (V) PRÉPARATION ⇨ 10 MINUTES | CONGÉLATION ⇨ 4 HEURES

POUR 4 ESQUIMAUX

INGRÉDIENTS

- **1 cuillerée à soupe de spiruline bleue en poudre**
- **100 ml de lait de coco (21 % de matière grasse)**
- **100 g de tahin**
- **1/2 gousse de vanille**
- **Le jus de 1/2 citron vert**
- **4 cuillerées à soupe de sirop d'agave**

Coupez la gousse de vanille en deux dans la longueur. Raclez l'intérieur à l'aide d'un couteau afin de récupérer les graines.

Dans un mixeur, mélangez le lait de coco, la spiruline bleue, le tahin, le jus de citron vert, le sirop d'agave et la pulpe de la vanille jusqu'à l'obtention d'une consistance bien lisse. Mixez bien pour intégrer le plus d'air possible dans la préparation.

Versez le mélange dans des moules à esquimaux et réservez-les au congélateur pendant 4 heures.

Avant de les déguster, placez-les pendant 20 minutes au réfrigérateur.

ASTUCE *Les esquimaux se conservent 2 semaines au congélateur.*

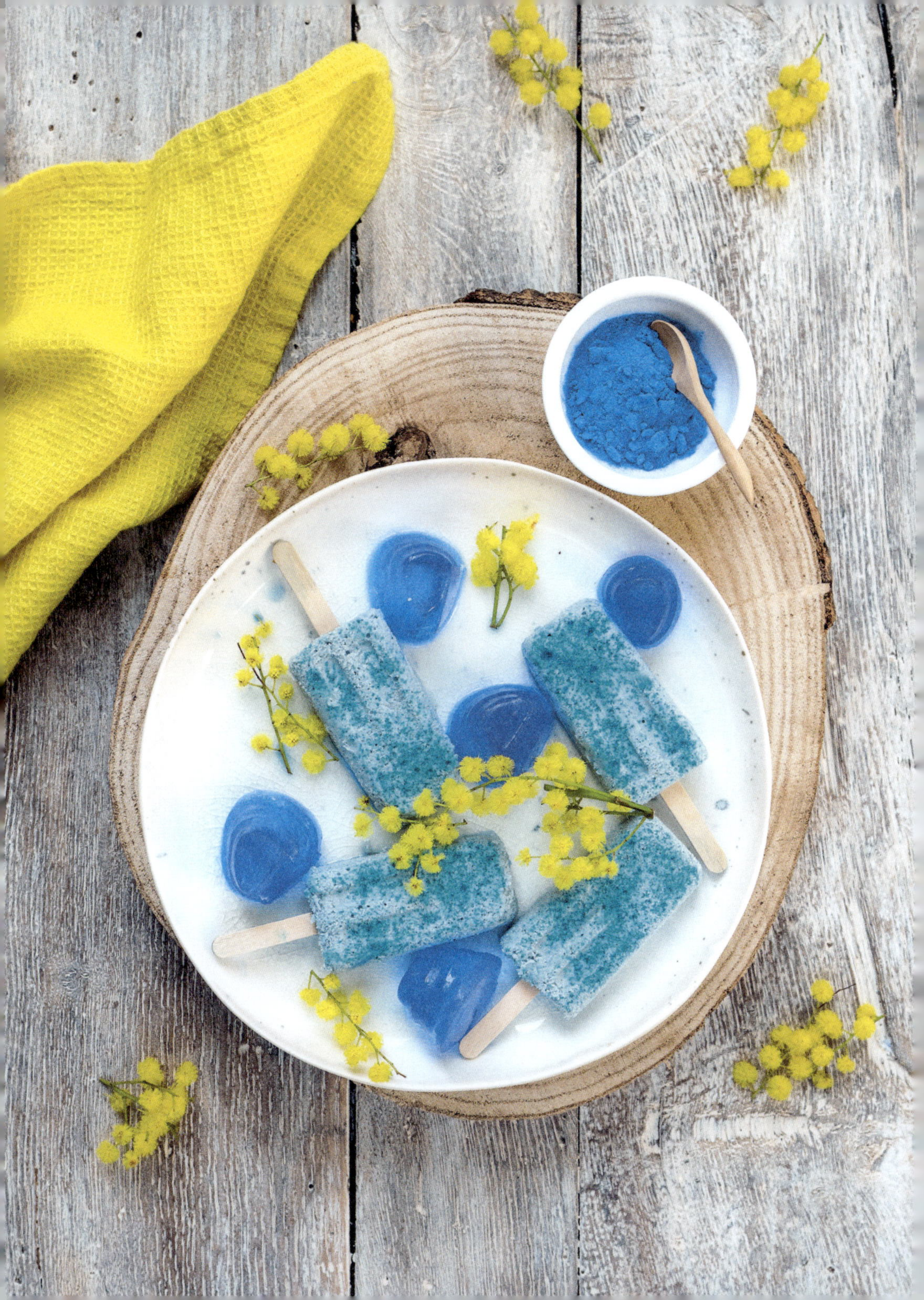

YAOURTS COCO-SPIRULINE

(SG) (V) PRÉPARATION ⇨ 10 MINUTES | CUISSON ⇨ 3 MINUTES | PRISE ⇨ 8 HEURES

POUR 8 YAOURTS

INGRÉDIENTS

+ **1 cuillerée à soupe de spiruline en poudre ou 6 g de spiruline fraîche**
+ **2 boîtes de 400 ml de lait de coco (à 15 % de matière grasse)**
+ **2 cuillerées à soupe d'arrow-root (en magasin bio)**
+ **2 capsules de probiotiques (en magasin bio ou en pharmacie)**

Dans un petit récipient, versez l'arrow-root et diluez-la dans un peu de lait de coco.

Dans une casserole, mélangez le reste du lait de coco et l'arrow-root diluée au fouet. Portez à feu vif jusqu'à ce que le mélange épaississe. Laissez tiédir.

Ajoutez le contenu des capsules de probiotiques et la spiruline. Versez dans des pots à yaourt en verre et faites prendre en yaourtière durant 8 heures.

Fermez les pots et réservez-les au réfrigérateur.

ASTUCE *Il est préférable de bien regarder le taux de matière grasse du lait de coco, car un lait de coco trop gras (21 % de matière grasse) n'est pas adapté pour la fabrication de yaourts, il est préférable de prendre du lait de coco à 15 % de matière grasse.*
Comme pour les yaourts traditionnels, on peut utiliser un yaourt de la fournée précédente pour inoculer une nouvelle fournée et répéter cela plusieurs fois de suite. Au bout de la quatrième ou la cinquième fournée de yaourts, ils deviennent alors plus acides et moins pris, il suffit juste d'ajouter une nouvelle dose de probiotiques.

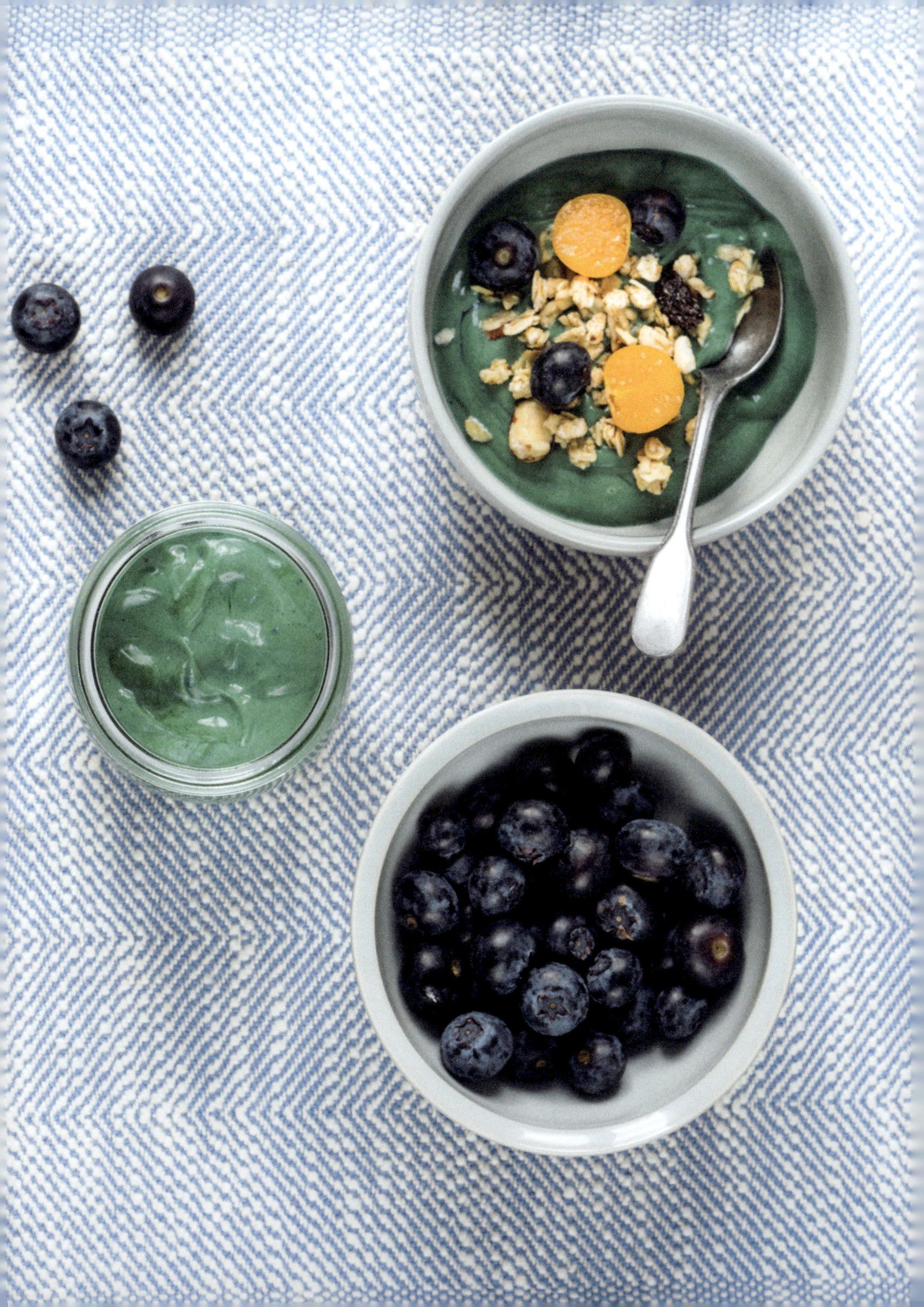

FINANCIERS FRAMBOISES-SPIRULINE

(SG) (V) PRÉPARATION ⇨ 30 MINUTES | CUISSON ⇨ 13 MINUTES

POUR 16 FINANCIERS

INGRÉDIENTS

- **+ 10 g de spiruline en poudre ou 25 g de spiruline fraîche**
- **+ 100 g de poudre d'amande**
- **+ 125 g de framboises fraîches**
- **+ 150 g de blanc d'œuf (5 blancs d'œufs environ)**
- **+ 50 g de farine de riz**
- **+ 1 gousse de vanille**
- **+ 150 g de beurre**
- **+ 120 g de sucre glace**

Préchauffez le four à 200 °C (th. 6-7).

Faites fondre le beurre dans une casserole et laissez-le colorer légèrement ; il doit avoir une légère odeur de noisette. Retirez du feu et laissez refroidir.

Coupez en deux la gousse de vanille et grattez les graines dans le beurre.

Dans un bol, versez la poudre d'amande, le sucre et la farine. Ajoutez les blancs d'œufs et la spiruline en mélangeant avec une spatule. Ajoutez le beurre noisette vanillé refroidi et mélangez bien.

Garnissez les moules avec la pâte et ajoutez 2 framboises dans chaque moule.

Enfournez et laissez cuire 13 minutes.

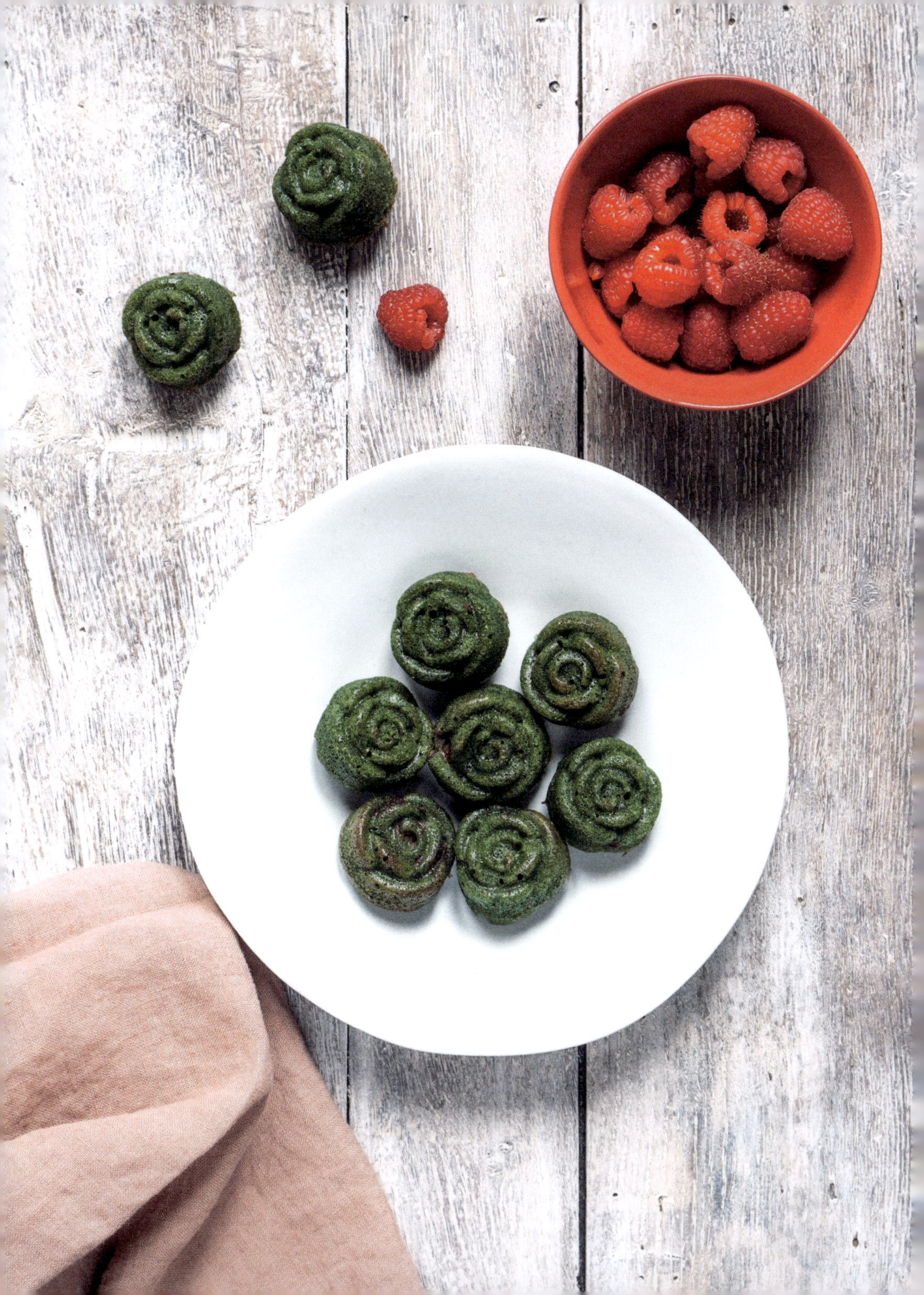

TARTELETTES *RAW* À LA SPIRULINE BLEUE

(SG) (V) PRÉPARATION ⇨ 20 MINUTES | REPOS ⇨ 2 H 20

POUR 6 TARTELETTES

INGRÉDIENTS

Pour la pâte

- **100 g de dattes**
- **140 g de noix de coco râpée**
- **50 g de graines de lin mixées**
- **1 pincée de sel**

Pour l'appareil

- **1 grosse cuillerée à café de spiruline bleue**
- **250 g de framboises**
- **115 g de noix de cajou**
- **6 cl de lait végétal**
- **Le jus de 1/2 citron**
- **1 cuillerée à soupe de sirop de riz brun**
- **5 cl d'huile de coco**
- **1 pincée de sel**

Deux heures avant de commencer, faites tremper les noix de cajou dans de l'eau filtrée.

Mixez tous les ingrédients pour la pâte dans un robot et étalez cette pâte dans des moules à muffins chemisés de film alimentaire.

Réservez au réfrigérateur durant la préparation de l'appareil à tarte.

Faites fondre l'huile de coco afin qu'elle soit liquide et laissez-la refroidir.

Préparez l'appareil à tarte, égouttez les noix de cajou. Mixez tous les ingrédients de l'appareil en intégrant l'huile de coco à la fin.

Dressez l'appareil sur les fonds de tarte et disposez joliment les framboises dessus.

Réservez au réfrigérateur pendant 1 heure avant de déguster.

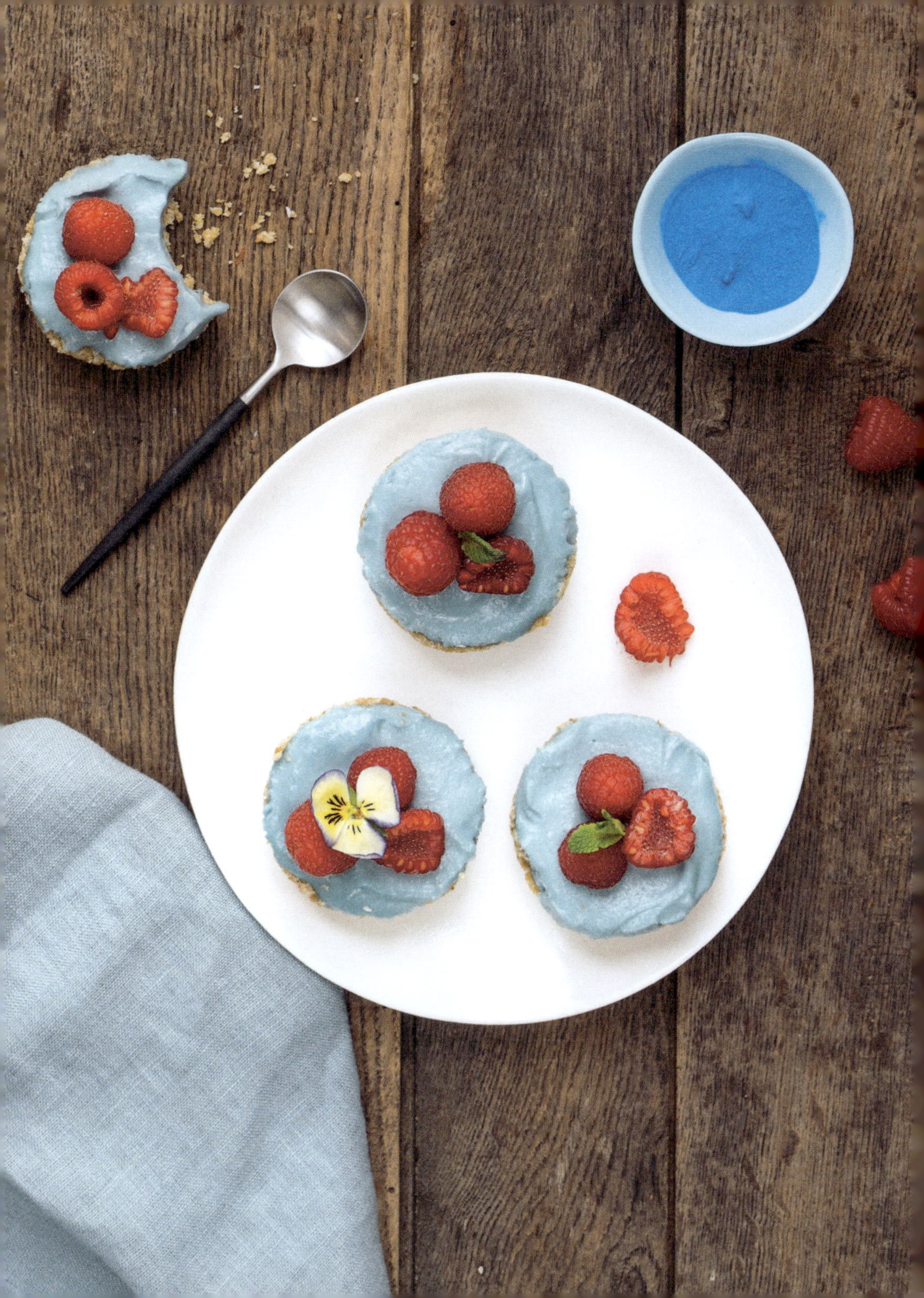

CAKE COCO-SPIRULINE, GLAÇAGE SPIRULINE

(V) PRÉPARATION ⇨ 20 MINUTES | CUISSON ⇨ 1 HEURE

POUR 6 TARTELETTES

INGRÉDIENTS

- **1 cuillerée à soupe de spiruline en poudre ou 6 g de spiruline fraîche**
- **200 g de yaourt coco (recette page 118 ou de yaourt coco, en magasin bio)**
- **3 œufs**
- **1/2 sachet de levure chimique**
- **300 g de farine**
- **125 ml d'huile de coco**
- **120 g de sucre roux**

Pour le glaçage

- **1 cuillerée à café de spiruline en poudre ou 4 g de spiruline fraîche**
- **4 cuillerées à soupe de jus de citron**
- **200 g de sucre glace**

Préchauffez le four à 160°C (th. 5-6) en chaleur tournante.

Dans un grand saladier, mettez le yaourt, la levure, le sucre, les œufs, l'huile de coco, la spiruline et la farine. Mélangez bien.

Chemisez un moule à cake avec du papier sulfurisé. Versez la pâte dans le moule.

Faites cuire durant 1 heure et vérifiez la cuisson à l'aide de la pointe d'un couteau. Elle doit ressortir sèche.

Faites refroidir le gâteau sur une grille et préparez le glaçage. Dans un petit bol, mélangez le sucre glace avec la spiruline et le jus de citron. Mettez une feuille de papier sulfurisé sous la grille du gâteau et versez le glaçage sur le gâteau (il va se solidifier en refroidissant).

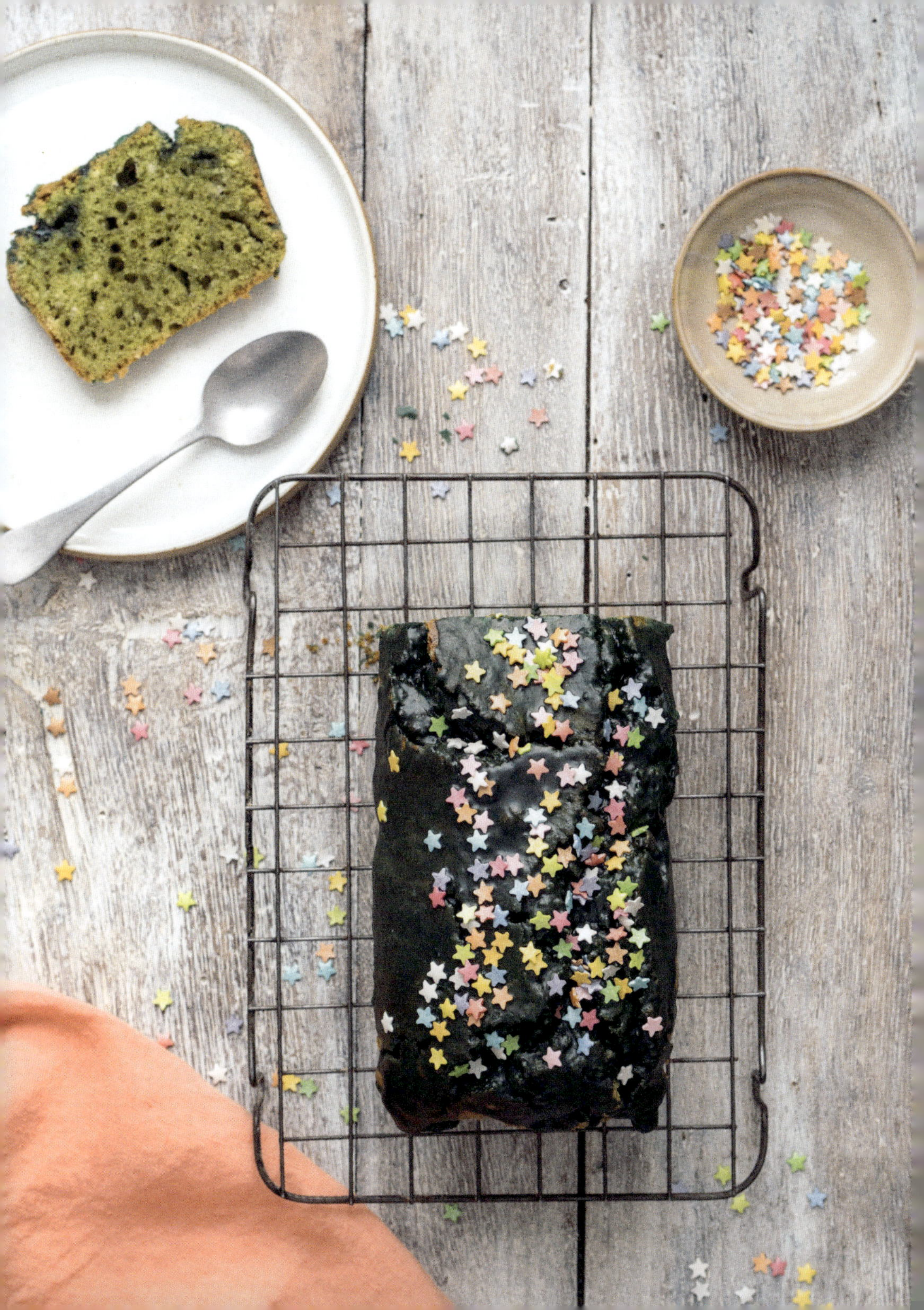

COOKIES MOELLEUX CRANBERRIES-SPIRULINE

(V) PRÉPARATION ⇨ 10 MINUTES | CUISSON ⇨ 10 MINUTES

POUR 12 COOKIES

INGRÉDIENTS

- **10 g de spiruline en poudre ou 6 g de spiruline fraîche**
- **50 g de cranberries séchées**
- **1 cuillerée à soupe d'amidon de tapioca**
- **1 cuillerée à café de bicarbonate de sodium**
- **1 cuillerée à café d'extrait de vanille**
- **180 g de farine**
- **50 g de lait végétal**
- **70 g d'huile de coco**
- **90 g de cassonade**
- **1 pincée de sel**

Préchauffez le four à 180 °C (th. 6) en chaleur tournante.

Dans un saladier, mélangez l'huile de coco et la cassonade. Quand le sucre est dissous, ajoutez le lait, l'amidon et la vanille. Mélangez à nouveau. Incorporez la farine, le bicarbonate et le sel. Ajoutez ensuite les cranberries. Pétrissez pour bien les incorporer à la pâte.

Sur une plaque de cuisson chemisée de papier cuisson, faites des petites boules régulières et répartissez-les de manière espacée. Enfournez et laissez cuire 10 minutes. À la sortie du four, les cookies doivent être mous et friables.

Laissez refroidir avant de déguster.

ASTUCE *Si vous ne trouvez pas d'amidon de tapioca en magasin bio, mixez du tapioca jusqu'à l'obtention d'une poudre très fine.*

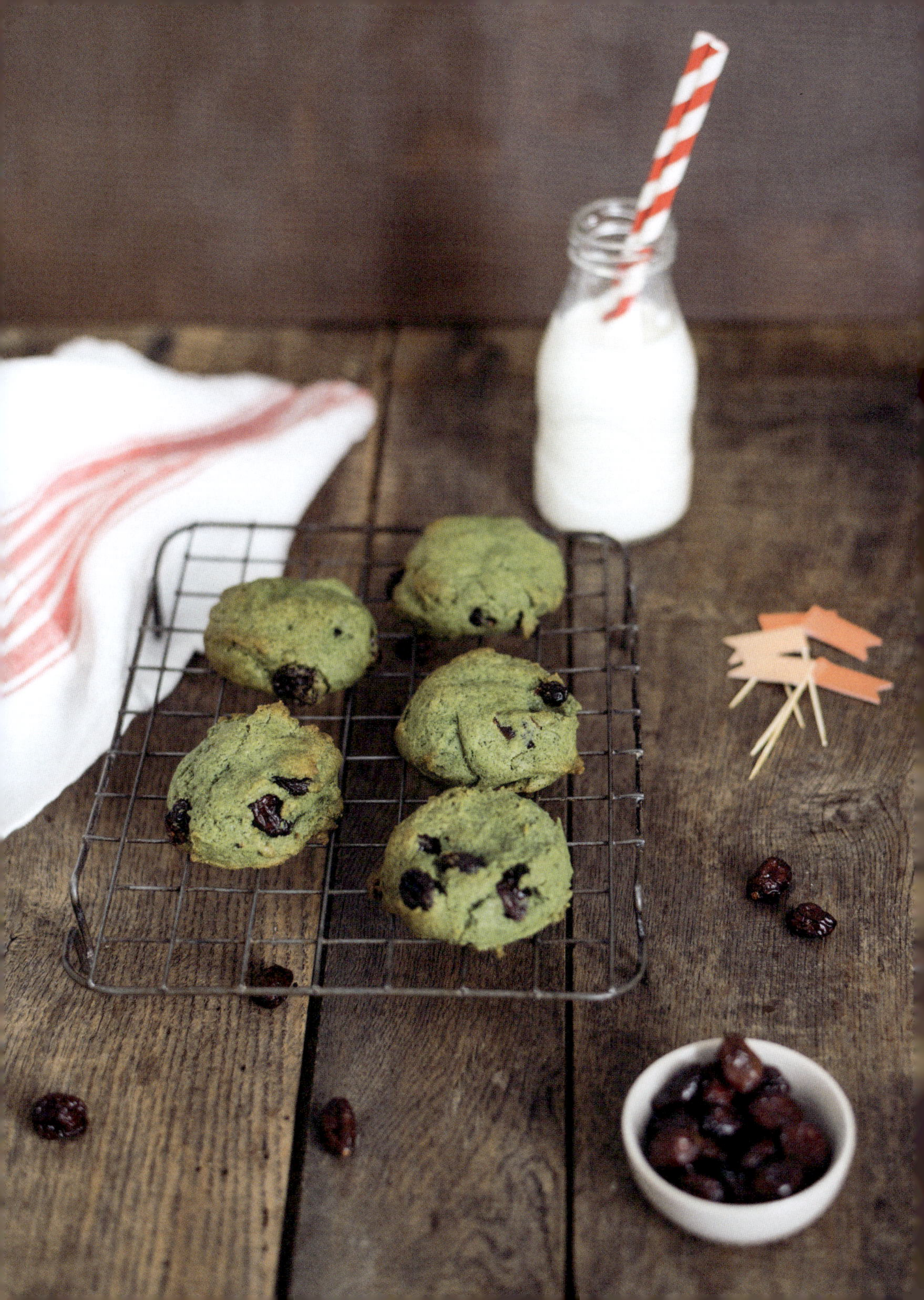

BROWNIE CHOCOLAT-SPIRULINE

(SG) PRÉPARATION ⇨ 25 MINUTES | CUISSON ⇨ 18 MINUTES

INGRÉDIENTS

Préparation au chocolat

+ **150 g de chocolat noir**
+ **3 œufs**
+ **1 cuillerée à café de levure chimique**
+ **130 g d'huile de coco**
+ **130 g de sucre roux**
+ **1 pincée de sel**

Préparation à la ricotta

+ **1 cuillerée à soupe de spiruline en poudre ou 6 g de spiruline fraîche**
+ **125 g de ricotta**
+ **90 g de cream cheese**
+ **1 œuf**
+ **20 g de farine de riz**
+ **30 g de sucre**

Préchauffez le four en chaleur tournante à 170°C (th. 6-7).

Préparation au chocolat

Dans un bain-marie, faites fondre le chocolat et l'huile de coco. Versez la préparation dans un bol et ajoutez le sucre, la pincée de sel et la levure chimique. Cassez les œufs un à un et mélangez bien à chaque ajout.

Chemisez votre moule carré 20 X 20 cm à l'aide de papier sulfurisé.

Versez la préparation dans le moule.

Préparation à la ricotta

Dans un grand saladier, fouettez l'ensemble des ingrédients. La préparation doit devenir lisse et légère.

Ajoutez la préparation au fromage dans le moule en dessinant des tourbillons. Formez les motifs de votre choix sans trop mélanger les deux préparations.

Enfournez pour 18 minutes. Le brownie ne doit pas trop cuire pour rester moelleux à l'intérieur. Laissez-le refroidir avant de le découper.

Conservez-le au frais.

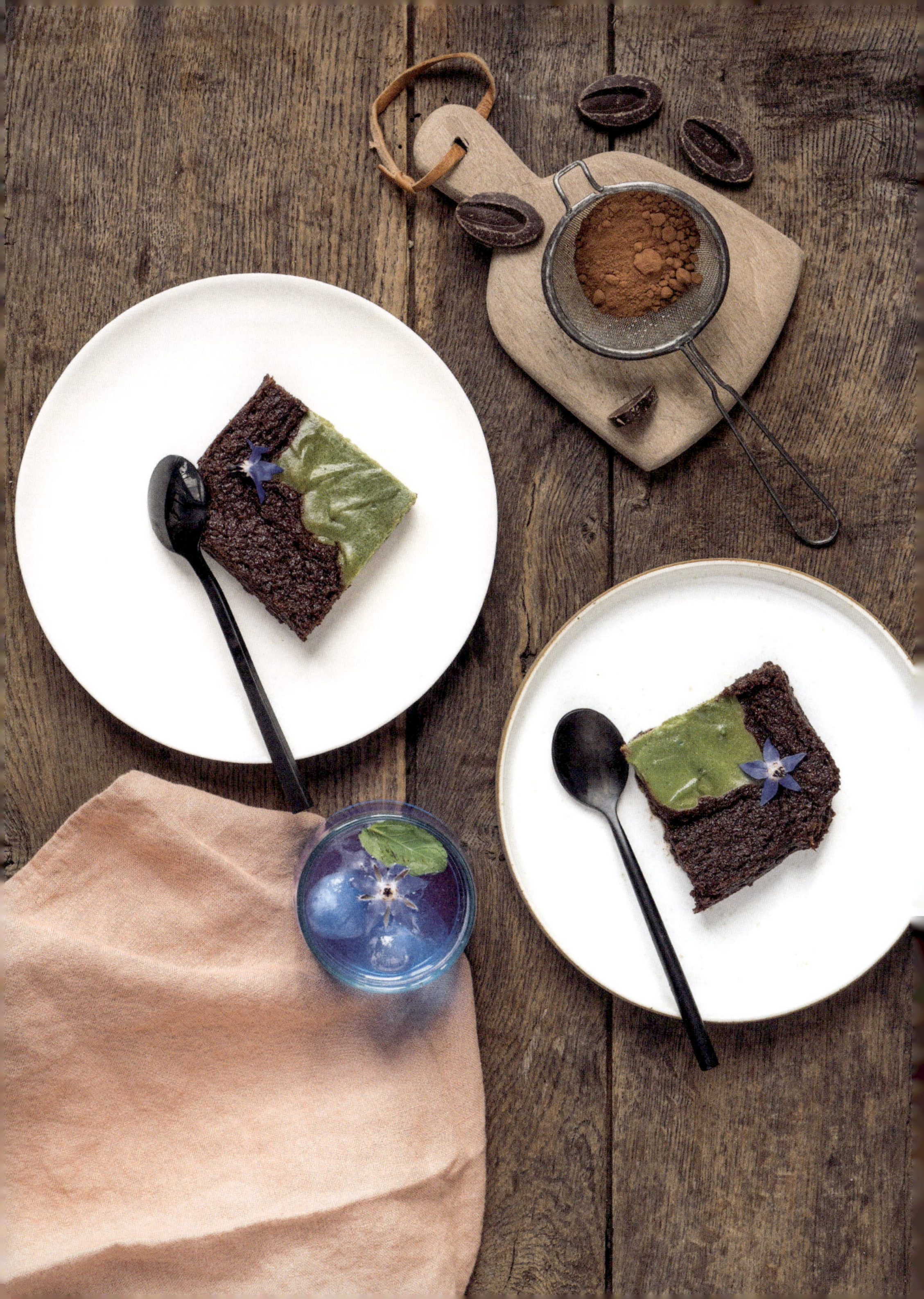

MUFFINS AVEC GLAÇAGE À LA SPIRULINE BLEUE

(V) PRÉPARATION ⇨ 1 HEURE | CUISSON ⇨ 25 MINUTES | REPOS ⇨ 30 MINUTES

POUR 6 À 7 MUFFINS

INGRÉDIENTS

Pour les muffins

+ **1 cuillerée à café de spiruline en poudre**
+ **1 œuf**
+ **130 g de farine**
+ **1cuillerée à café de levure chimique**
+ **70 cl de lait végétal**
+ **3 cl d'huile de tournesol**
+ **80 g de sucre roux**
+ **1 pincée de sel**

Pour le glaçage

+ **1 cuillerée à soupe de spiruline bleue**
+ **25 cl de crème fleurette entière**
+ **250 g de mascarpone**
+ **3 cuillerées à soupe de sirop d'érable**

+ **Topping au choix : décorations pour pâtisseries en forme d'étoile, poudre irisée alimentaire…**

Préchauffez le four à 180 °C (th. 6).

Dans un grand saladier, mélangez la farine, le sucre, la levure chimique, la spiruline et le sel.

Dans un autre saladier, battez l'œuf puis ajoutez le lait et l'huile. Incorporez le mélange sec dans le mélange liquide. Mélangez délicatement et répartissez la pâte dans des caissettes en papier pour muffins.

Enfournez et laissez cuire 20 minutes. Laissez ensuite refroidir 30 minutes sur une grille.

Pendant ce temps, préparez le glaçage : dans un saladier bien froid, fouettez la crème avec le mascarpone. Quand le mélange est monté, incorporez le sirop d'érable et la spiruline bleue. Lissez bien. Garnissez une poche à douille avec le glaçage et pochez chaque muffin en appuyant doucement et en formant des cercles. Ajoutez le topping de votre choix.

ASTUCE *Ces muffins se conservent 2 jours au réfrigérateur dans une boîte hermétique.*

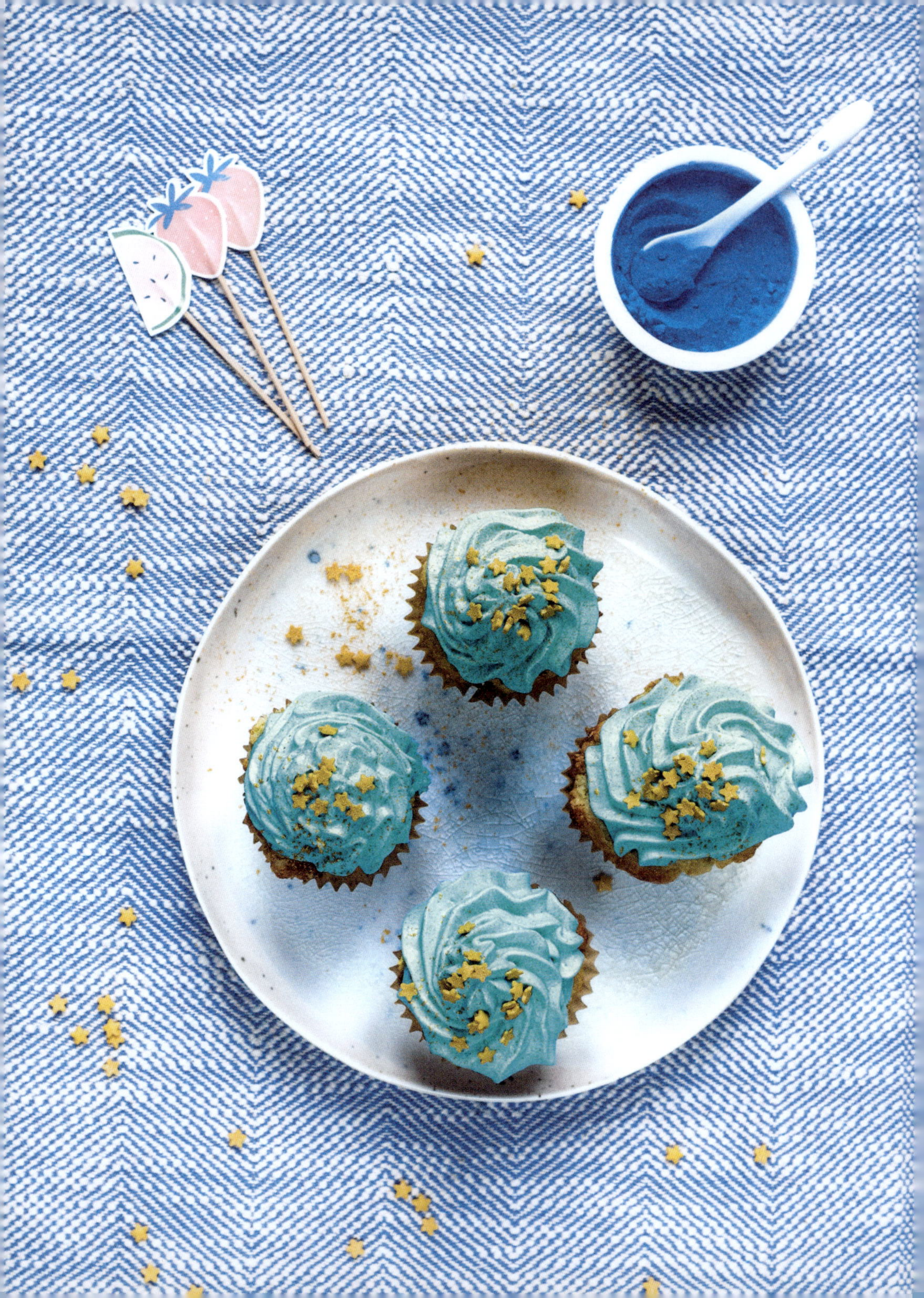

MADELEINES PISTACHES-SPIRULINE

(V) PRÉPARATION ⇨ 20 MINUTES | CUISSON ⇨ 15 MINUTES | RÉFRIGÉRATION ⇨ 30 MINUTES

POUR 18 MADELEINES

INGRÉDIENTS

- **4 g de spiruline en poudre ou 6 g de spiruline fraîche**
- **2 œufs**
- **30 g de pistaches mondées**
- **2 cuillerées à soupe de lait végétal (facultatif)**
- **130 g de farine**
- **1 cuillerée à café de levure chimique**
- **125 g de beurre**
- **130 g de sucre**

Dans une petite casserole, faites fondre le beurre à feu très doux. Laissez refroidir.

Mixez les pistaches afin d'obtenir une poudre.

Fouettez les œufs avec le sucre jusqu'à ce que le mélange blanchisse. Incorporez le beurre puis la farine, la levure chimique, la spiruline et les pistaches mixées. Versez le lait et mélangez. Laissez reposer au réfrigérateur pendant 30 minutes.

Préchauffez le four à 210 °C (th. 7). Beurrez une plaque de moules à madeleines. Dans chaque empreinte, déposez 1 cuillerée à soupe de pâte.

Baissez la température du four à 180 °C (th. 6), enfournez la plaque sur la grille du bas et laissez cuire pendant 12 minutes.

ASTUCE *Pour des madeleines avec une jolie bosse parfaitement cuites, il est préférable de laisser refroidir la pâte au réfrigérateur et de l'enfourner en chaleur statique dans le bas du four.*

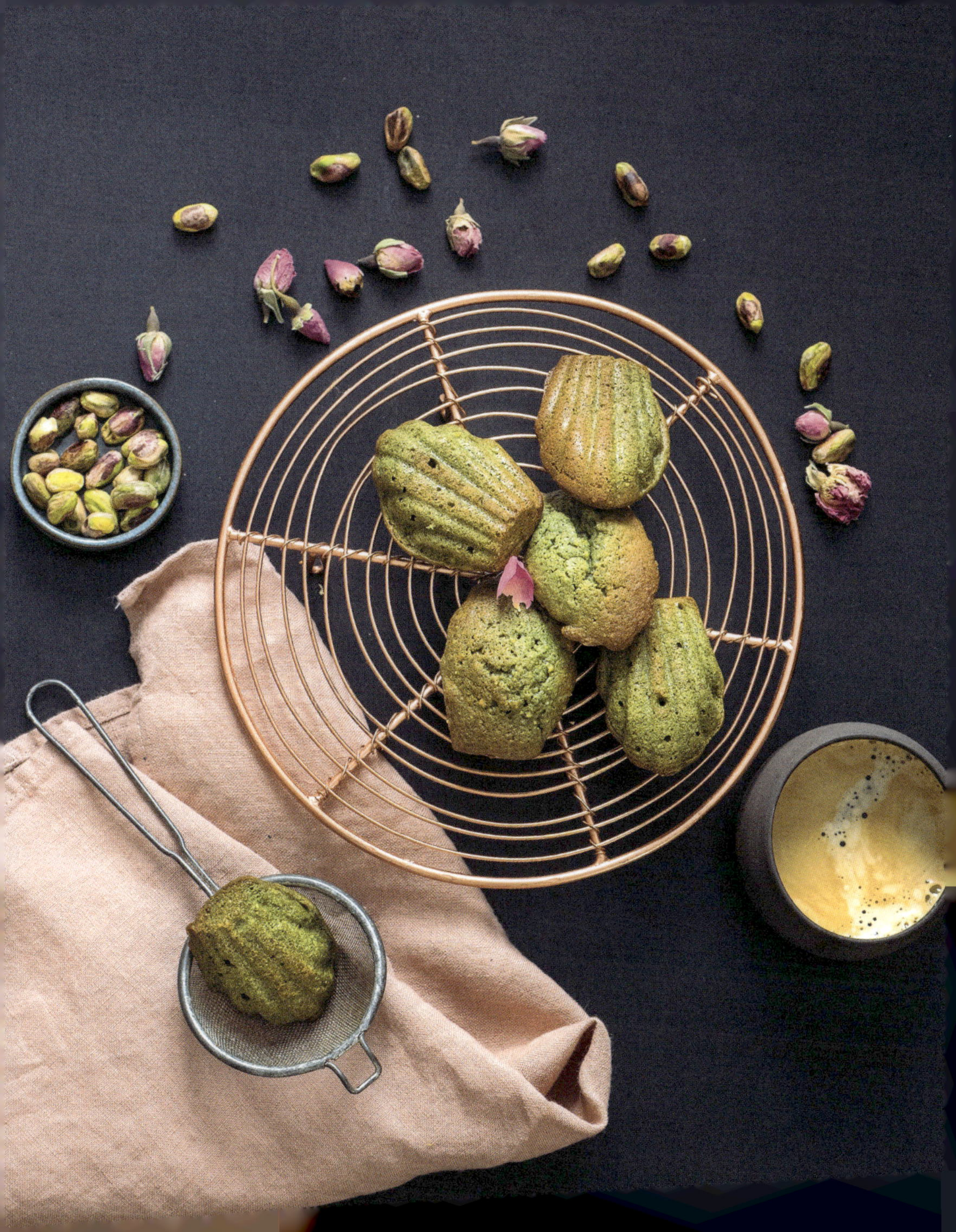

CAHIER PRATIQUE POUR LA CULTURE DE LA SPIRULINE À DOMICILE

INTRODUCTION

En 2019, il est compliqué de se procurer de la spiruline fraîche pour sa consommation personnelle. Deux solutions s'offrent à nous : en acheter directement chez un spirulinier (producteur de spiruline) ou la produire soi-même.

C'est la deuxième solution que nous vous proposons d'explorer ensemble.

La spiruline est très facile à cultiver et très robuste dès lors qu'on recrée des conditions de vie proches de son milieu naturel.

Ce cahier pratique vise à proposer une alternative à la spiruline sèche disponible sur le marché tout en vous proposant une réappropriation de sa culture pour une consommation personnelle. Mais pas seulement : l'enjeu de ce cahier pratique est également de proposer une solution économique, écologique et pérenne pour les consommateurs occidentaux, tout comme pour les individus souffrant de malnutrition, notamment dans les pays d'Afrique subsaharienne.

Nous allons vous accompagner dans toutes les étapes de la culture de la spiruline, de la mise en culture jusqu'à la récolte et à la consommation. Pour la réalisation du pas-à-pas, nous nous sommes appuyés sur les travaux de recherche de La Myne (projet *Inspiruline*) ainsi que sur l'ouvrage de Gilles Planchon, *Spiruline pour tous*. Nous avons également réalisé de nombreux prototypes afin d'optimiser au maximum toutes ces étapes de fabrication.

CE QU'IL FAUT SAVOIR

La spiruline est un être vivant unicellulaire. Dans la nature, elle va se comporter comme une plante qui a besoin d'un milieu naturel adapté pour vivre et de nourriture pour se développer. Si la spiruline se sent bien dans son environnement, elle va se multiplier rapidement (+ 25 % par jour) et augmenter sa concentration, nous permettant de la récolter et de la consommer.

- Les conditions de culture de la spiruline sont assez simples : une nourriture qui peut être minérale ou organique, une agitation douce de son milieu de vie, de la lumière (en demi-ombrage) et une température idéale de 37 °C (elle peut se développer à partir de 20 °C et meurt au-delà de 40 °C). La spiruline est particulièrement sensible aux petits récipients et il ne faut pas la mettre en contact trop direct avec le soleil.
- La concentration de spiruline et le « spirumètre » : la récolte de la spiruline ne s'effectue pas n'importe quand. Il faut que la spiruline soit en bonne santé et que sa concentration soit suffisante. La concentration correspond à la population de spiruline dans la culture. Elle doit être stabilisée autour de 2,5 cm et mesurée à l'aide d'un « spirumètre » (ou disque de Secchi).
- Fabriquer son propre « spirumètre » (technique de Gilles Planchon) :
  - il vous faut une règle d'écolier ou un bâtonnet gradué, un disque blanc (comme un bouchon ou du plastique) ;

• afin de fixer le disque blanc au zéro et de manière perpendiculaire à la règle.
- Mesurer la concentration de spiruline grâce au « spirumètre » : faire descendre doucement le « spirumètre » et lire la profondeur à laquelle le disque a disparu
- La spiruline peut être récoltée dès que le « spirumètre » indique entre 2 et 4 cm.
- La première récolte de spiruline aura lieu au bout de 8 jours après le démarrage de votre culture.
- Vous devez surveiller votre culture tous les 2 à 4 jours afin de vérifier sa densité et, le cas échéant, la récolter.
- La récolte s'effectue de préférence le matin (la spiruline est plus chargée en protéines à ce moment-là), rapidement.

LES INGRÉDIENTS ET LE MATÉRIEL NÉCESSAIRES À LA PRODUCTION DE VOTRE SPIRULINE

Le matériel à rassembler

L'ensemble du matériel nécessaire est accessible en grande surface, sur Internet, en pharmacie, en magasin agricole ou en jardinerie. Vous pouvez opter pour du matériel de récupération afin de fabriquer votre *Cultivator Spirulina* le plus économiquement possible.

- 5 litres d'eau minérale (type Volvic)
- Bidon d'eau transparent avec robinet de 5,5 litres (attention, le robinet doit être sur le devant et un bouchon d'ouverture doit être sur le dessus)
- Bidon d'eau d'une contenance de 10 litres
- Bulleur d'aquarium
- Chauffage étanche pour aquarium
- Saladier d'une contenance minimale de 1,5 litre (de préférence en verre)
- Sac à lait végétal
- Filtres à café
- Balance alimentaire
- Bandelettes pH

Le matériel à fabriquer

D'autres éléments qui nécessitent une fabrication préalable sont nécessaires pour mesurer la densité, créer un lieu de vie agréable à la spiruline et la nourrir.

- Disque de Secchi (p. 134)
- Solution de mise en culture (p. 136)
- Solution nutritive (p. 137 et p. 140)

La souche

On appelle « semence » l'échantillon de spiruline avec lequel vous allez commencer la culture. Différentes solutions existent pour vous procurer une souche de spiruline fraîche :

- se rendre sur le site des spiruliniers de France afin de connaître les producteurs les plus proches de chez vous. Prendre contact avec eux afin d'acheter une souche fraîche (sur place ou par livraison) ;
- acheter des souches de spirulines fraîches diluées chez des revendeurs internet comme https://www.teramer.eu ou https://spirulinasolutions.fr.

La recette pour le milieu nutritif de la spiruline

Il existe plusieurs méthodes approuvées pour élaborer le milieu nutritif nécessaire à la culture domestique de spiruline, de la plus minérale, à la plus organique.

Dans ce cahier pratique nous vous proposons une solution mixte (minéro-organique) et une solution minérale, les plus simples et efficaces à réaliser chez soi. La solution mixte est réalisée à partir de cendres de bois et a été mise au point par Jean-Pierre Laulhère en 2016. La solution minérale est celle développée par Gilles Planchon (Jean-Paul Jourdan développe une formule similaire et accessible sur Internet). Nous avons adapté les proportions à une culture domestique. Si vous souhaitez opter pour des solutions organiques, nous vous invitons à découvrir les recettes proposées par Gilles Planchon dans son ouvrage.

CRÉER SON PROPRE « CULTIVATOR SPIRULINA »

« *Cultivator Spirulina* » est le nom que nous avons choisi pour notre unité de production domestique de spiruline. Pour vous accompagner au mieux dans la culture de votre propre spiruline, nous avons mis au point 6 étapes-clés.

ÉTAPE 1
La création du milieu de vie

Le milieu naturel représente le lieu de vie dans lequel va se développer la spiruline, s'il est adapté à ses besoins.
L'objectif est de reproduire au mieux les conditions dans lesquelles la spiruline vit à l'état naturel. Son lieu de vie est une eau (minérale) riche en sel (gros sel) et en bicarbonate de soude. Le bidon dans lequel vous allez cultiver votre spiruline doit impérativement être transparent, la spiruline a besoin de lumière pour pouvoir se reproduire.

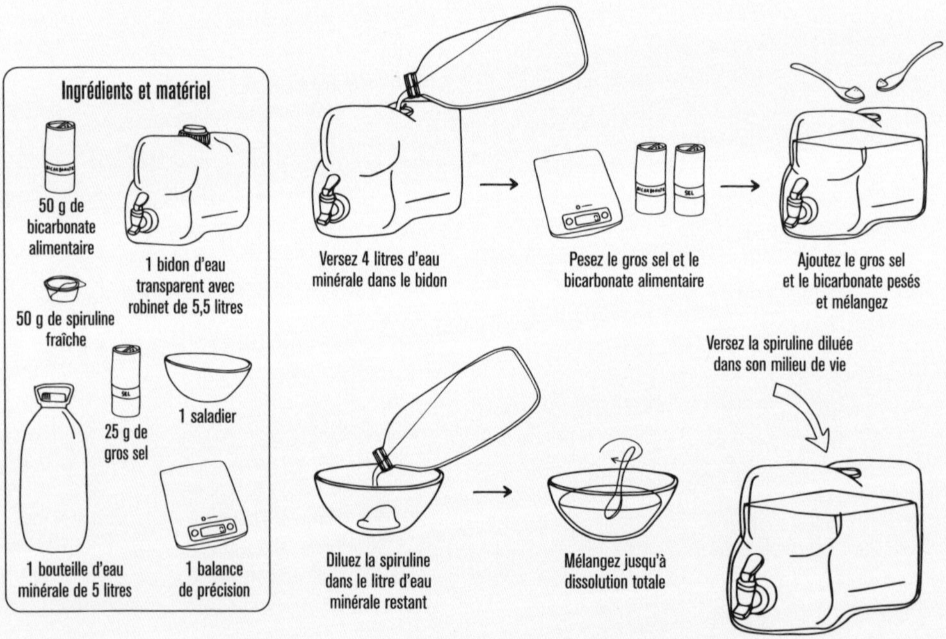

Illustrations : © Hélène Revat-Dontenwill

ÉTAPE 2

Préparation de la solution nutritive pour la mise en culture

La solution nutritive va permettre de nourrir la spiruline dans son milieu de vie. La solution minéro-organique que nous vous proposons permet d'offrir à la spiruline tous les nutriments pour son développement. Vous devez apporter à votre spiruline certains éléments afin qu'elle puisse se développer : azote, phosphore, potassium, magnésium, fer, etc. Sous forme minérale, ces éléments doivent être donnés avec précision et rigueur afin de permettre une croissance optimale. Il existe une version « naturelle » (cf. pas à pas ci-joint) et une version « chimique » appelée solution NL, pour démarrer sa culture. Cette dernière sera nécessaire pour rééquilibrer la culture dont vous trouverez la recette p. 140.

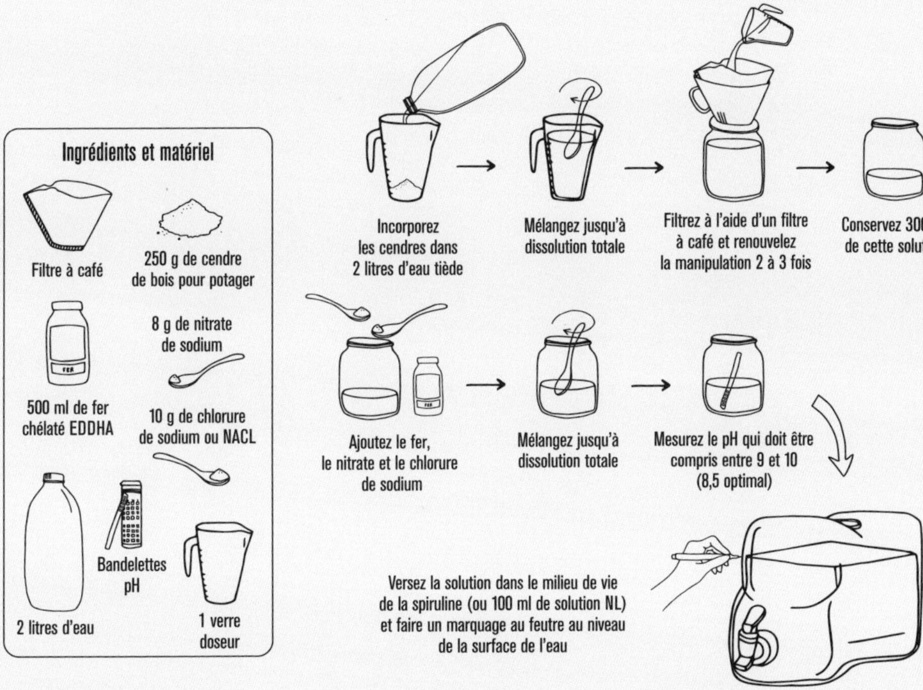

Les règles de la solution nutritive : les pionniers de la culture de spiruline ont établi des règles simples pour la nourrir en juste quantité. Il s'agit de Jean Pierre Jourdan et Ripley Fox ou encore de Gilles Planchon. Ils ont ainsi développé des règles de proportions qui permettent d'apporter la juste dose de solution nutritive en fonction de la capacité de votre culture (litres d'eau), et de rééquilibrer le milieu après une récolte de spiruline.

ÉTAPE 3
Démarrage de la culture

Une fois le milieu de vie, la solution nutritive et la souche de spiruline dans votre bidon, vous pouvez débuter votre culture. Comme la spiruline vit dans des zones chaudes, vous allez devoir user d'astuces pour reproduire cet environnement de vie. Pour cela, vous allez avoir besoin d'un bulleur d'aquarium (pour oxygéner l'eau) et d'un chauffage d'aquarium pour assurer une bonne production à votre culture. Attention, vous ne devez jamais brancher les appareils avant qu'ils soient immergés dans l'eau. Vous devez placer votre bidon à proximité d'une fenêtre sans pour autant qu'il soit en plein soleil. La spiruline est fragile et aime l'alternance entre l'ensoleillement et l'ombre.
Il est important que la spiruline puisse respirer. Il ne faut jamais refermer le bouchon du bidon. Par contre, vous pouvez mettre du coton ou de l'essuie-tout afin d'empêcher les insectes ou les projections d'entrer dans votre culture.
Une fois la mise en culture faite, il est très important de marquer le niveau de l'eau. L'objectif ? Pouvoir pallier l'évaporation de l'eau de la culture en ajoutant quotidiennement de l'eau lorsque le niveau baisse. Lors du rééquilibrage de votre culture vous devrez également compenser l'eau manquante.

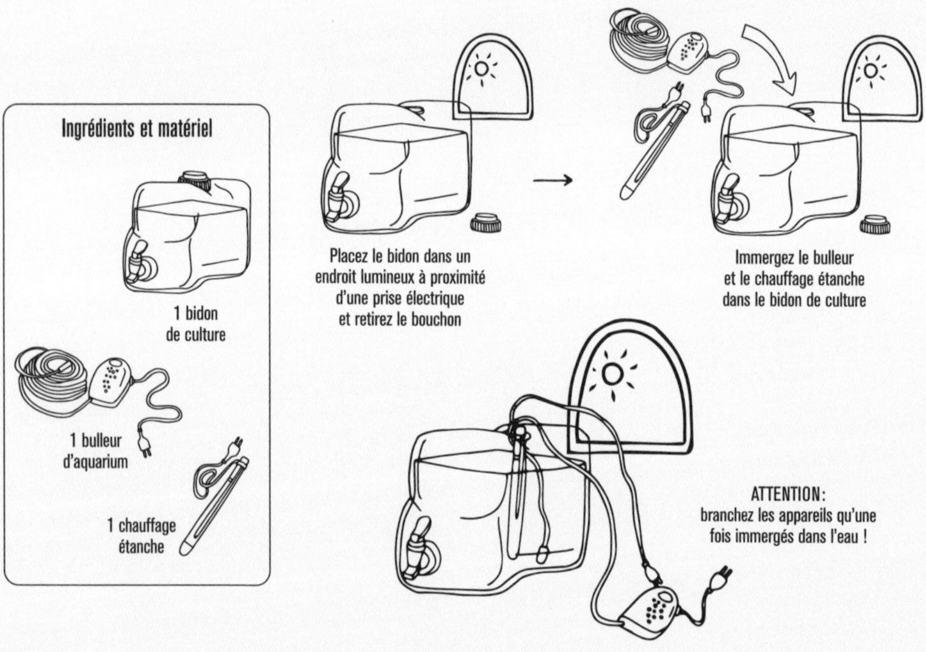

ÉTAPE 4
La récolte

La spiruline se développe très vite. Il est important de la récolter régulièrement afin de renouveler le milieu pour qu'elle puisse respirer. Si les conditions de culture sont bonnes, vous allez voir le milieu se densifier et il faudra récolter. Grâce au « spirumètre », ou disque de Secchi, vous pouvez savoir simplement et rapidement s'il est temps de récolter (cf. explication fabrication du disque de Secchi et récolte). Cette étape consiste à extraire la spiruline fraîche consommable, de son milieu. Si les conditions atmosphériques sont favorables, la spiruline va se développer très vite. La première récolte aura lieu au bout d'environ 8 jours.

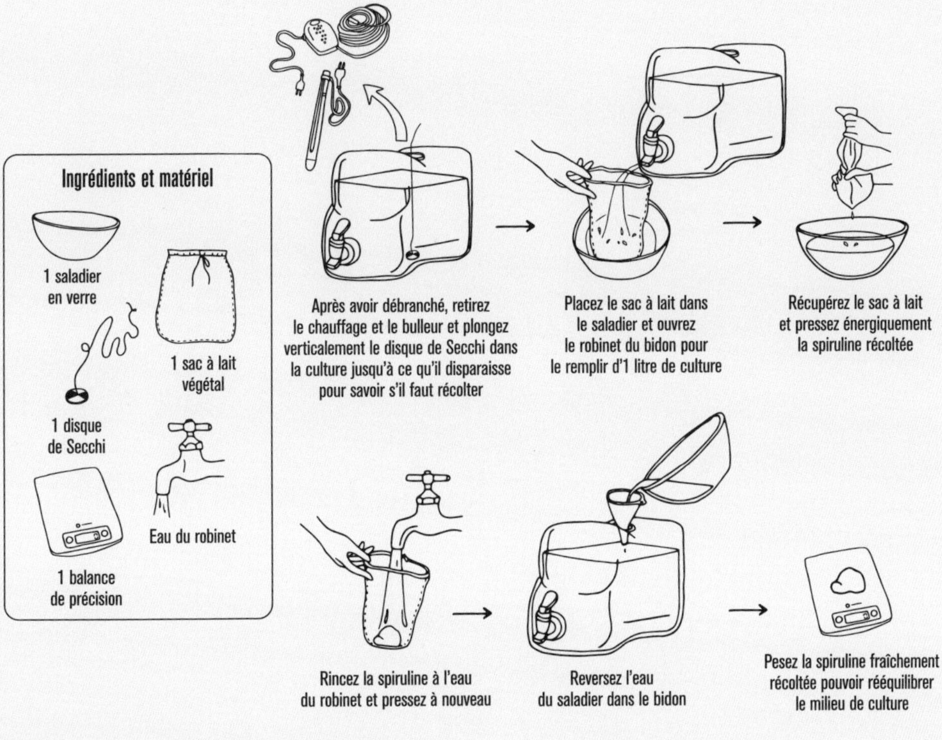

ÉTAPE 5

Le rééquilibrage de la culture

Une fois votre spiruline récoltée, vous devez rééquilibrer le milieu. Tout ce que vous avez enlevé doit être rajouté afin de conserver un milieu de culture optimale et une quantité de nutriments nécessaires au développement de la spiruline.

Le rééquilibrage engendre 3 actions : reverser l'eau qui a servi à la récolte dans votre culture, ajouter la quantité de solution nutritive qui correspond au poids de la spiruline fraîche récoltée et ajouter de l'eau au milieu afin d'atteindre le marquage de la mise en culture initiale.

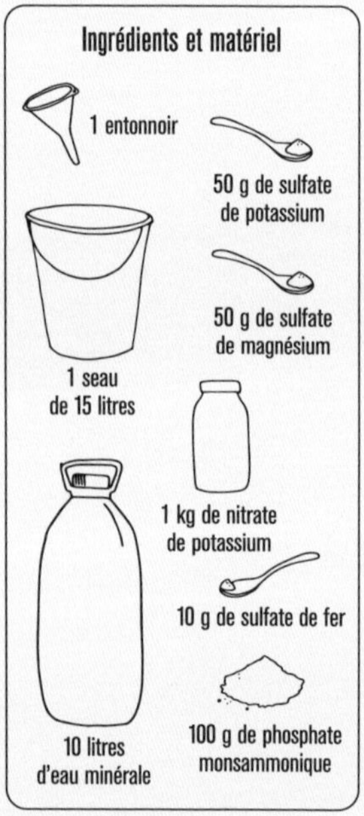

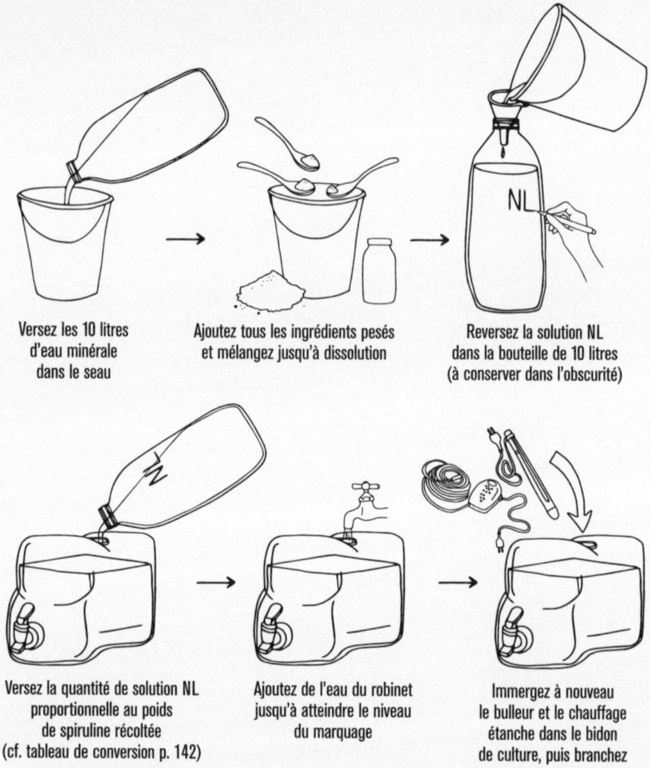
NL
Versez les 10 litres d'eau minérale dans le seau
Ajoutez tous les ingrédients pesés et mélangez jusqu'à dissolution
Reversez la solution NL dans la bouteille de 10 litres (à conserver dans l'obscurité)
Versez la quantité de solution NL proportionnelle au poids de spiruline récoltée (cf. tableau de conversion p. 142)
Ajoutez de l'eau du robinet jusqu'à atteindre le niveau du marquage
Immergez à nouveau le bulleur et le chauffage étanche dans le bidon de culture, puis branchez

ÉTAPE 6

La conservation de la spiruline fraîche

Limitez au maximum la manipulation de la spiruline fraîche. Lavez-vous bien les mains et veillez à utiliser des ustensiles propres et secs. Vous pouvez également opter pour des gants lorsque vous préparez le conditionnement de votre spiruline fraîche. Une fois récoltée, la spiruline fraîche peut être immédiatement consommée ou bien conservée plus ou moins longtemps, selon différents procédés.

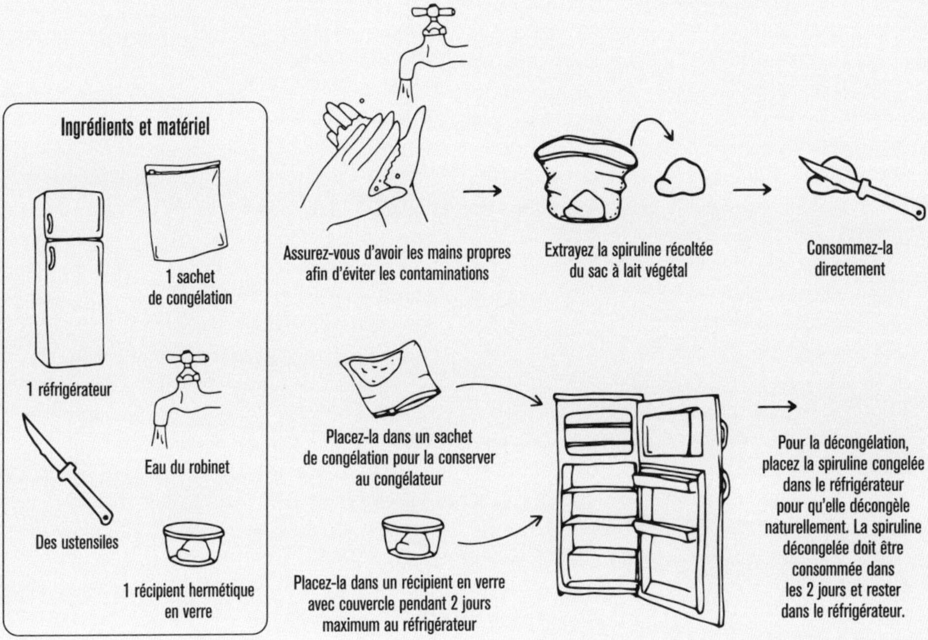

Ingrédients et matériel
1 sachet de congélation
1 réfrigérateur
Eau du robinet
Des ustensiles
1 récipient hermétique en verre
Assurez-vous d'avoir les mains propres afin d'éviter les contaminations
Extrayez la spiruline récoltée du sac à lait végétal
Consommez-la directement
Placez-la dans un sachet de congélation pour la conserver au congélateur
Placez-la dans un récipient en verre avec couvercle pendant 2 jours maximum au réfrigérateur
Pour la décongélation, placez la spiruline congelée dans le réfrigérateur pour qu'elle décongèle naturellement. La spiruline décongelée doit être consommée dans les 2 jours et rester dans le réfrigérateur.

LES INFORMATIONS PRATIQUES POUR ENTRETENIR VOTRE CULTURE DE SPIRULINE

La préparation de la solution de culture

La solution de culture représente l'ensemble des éléments nécessaires au bon fonctionnement de votre «*Cultivator Spiriulina*», c'est-à-dire: la solution nutritive pour la spiruline, le milieu de vie de la spiruline, la souche de la spiruline et l'eau du milieu. Gilles Planchon a mis au point un tableau de correspondances simple afin de connaître, en fonction de la capacité de votre culture, quelle quantité d'eau, de bicarbonate de soude, de gros sel et de solutions nutritives ajouter.

Si votre quantité d'eau ne correspond pas à l'une des données proposées dans le tableau ci-dessus, un calcul simple vous permet d'obtenir les mesures des différents ingrédients de votre solution de culture, avec comme référence les données pour 1 litre de solution de culture: 10 multiplié par votre volume d'eau = résultat 1 ; puis 5 multiplié par le résultat 1 puis divisé par 10 = résultat 2 ; et enfin, 20 multiplié par le résultat 2 et divisé par 5=résultat 3.

Exemple: si vous disposez de 7 litres d'eau, vous devez réaliser le calcul suivant: 10x7=70 ; puis 5x70:10=35 ; et enfin, 20x35:5=140. Avec 7 litres d'eau (ou de solution de culture), vous avez besoin de 70 g de bicarbonate de soude (résultat 1), 35 g de gros sel (résultat 2) et 140 ml de solution nutritive (résultat 3).

Le rééquilibrage

Après chaque récolte, comme expliqué page 140, vous devez rééquilibrer le milieu de culture en ajoutant la base de solution nutritive nécessaire à la bonne santé de votre spiruline. Un tableau de correspondance simple vous permet de savoir quelle quantité de solution nutritive ajouter en fonction du poids de spiruline fraîche récoltée. Si votre quantité de spiruline fraîche pesée n'est pas un chiffre rond, un calcul simple vous permet de trouver la bonne quantité de solution nutritive à rajouter, en prenant comme référence 10 g de spiruline pesée et 20 ml de solution nutritive ajoutée: 20 multiplié par le poids de votre spiruline pesée en grammes que vous divisez ensuite par 10. Exemple: si vous avez récolté 17 g de spiruline fraîche, vous devez réaliser le calcul suivant: 20 x 17:10 = 34. Si vous récoltez 17 g de spiruline fraîche, vous devez rajouter 34 ml de solution nutritive.

Surveiller votre spiruline

Comme nous l'avons abordé dans la première partie de l'ouvrage, la spiruline est un être vivant (dont nous devons prendre soin si nous souhaitons le cultiver à domicile) et également un chélateur. Il est alors nécessaire de surveiller le milieu de culture afin d'avoir une spiruline en bonne santé et également bonne à manger.

Vous pouvez avoir des indications concernant la santé de votre spiruline grâce à l'odeur de celle-ci:

- une odeur agréable: bonne santé;
- une odeur très désagréable: beaucoup de spiruline morte ou une culture en mauvais état ;
- une odeur sulfurée: signe de fermentation, il faut purger ou vider votre culture.

Enfin, vous pouvez également vérifier la qualité de votre spiruline au microscope (un appareil pour enfant est suffisant):

- une spiruline normale: 4 à 6 spires;
- une spiruline trop longue qui manque de fer : plus de 7 spires;

Solution de culture	1 litre	2 litres	5 litres	10 litres	20 litres
Eau	1 litre	2 litres	5 litres	10 litres	20 litres
Bicarbonate de soude	10 g	20 g	50 g	100 g	200 g
Gros sel	5 g	10 g	25 g	50 g	100 g
Solution nutritive	20 ml	40 ml	100 ml	200 ml	400 ml

Spiruline fraîche pesée en g	10g	20g	30g	40g	50g	100g	250g	500g
Solution nutritive en ml	20ml	40ml	60ml	80ml	100ml	200ml	500ml	1 litre

– une spiruline trop agitée et/ou qui manque de potassium : 1 à 2 spires ;
– une spiruline droite : récolte difficile.

Vérifiez qu'il n'y a pas d'autres organismes que votre spiruline dans votre culture (microbes, germes, etc.). De manière générale, n'hésitez pas à vérifier régulièrement le pH de votre solution de culture. Dès que vous avez un doute concernant la qualité de votre spiruline, ne la récoltez pas et surtout ne la consommez pas.

Le pH mesure si une eau est acide ou si au contraire elle est basique. Il faut une eau basique pour la spiruline. Vous pouvez acheter les bandelettes pH dans votre pharmacie de proximité. Vous devez donc surveiller attentivement le pH de votre culture pour vous assurer qu'elle se sent bien. C'est une surveillance quotidienne : si le pH monte de 1/10 de point, cela signifie qu'il y a eu de la croissance dans votre bidon et que la spiruline se développe. Vérifier le pH c'est s'assurer que le milieu de vie est adapté à la spiruline et qu'elle est bonne à consommer.

Si malheureusement votre spiruline est trop malade ou morte, nous vous conseillons de recommencer une culture à zéro. Pour cela il est important de conserver de la spiruline fraîche dans votre congélateur afin de relancer une culture. Avant la mise en culture, vous devez laisser décongeler la spiruline dans votre réfrigérateur pendant quelques heures.

CONCLUSION

Vous maîtrisez à présent tous les rudiments nécessaires à la production de votre propre spiruline à domicile.

Envie de vous laisser tenter par un soin cosmétique naturel réalisé avec votre propre spiruline ? Le site internet *Slow Cosmétique* (www.slow-cosmetique.com), propose deux recettes pour réaliser soi-même un masque pour cheveux et un masque détox pour le visage à base de spiruline.

Masque pour cheveux à la spiruline

Pour cheveux fatigués ou abîmés, plutôt secs et ternes.

Dans un bol, mélangez :
– 1 cuillerée à soupe de yaourt entier et bio, nature ;
– 1 cuillerée à soupe rase de **spiruline en poudre** ou 10 g de **spiruline fraîche** ;
– 1 cuillerée à soupe de gel d'aloe vera ;
– 1 cuillerée de miel liquide ou de sirop d'agave ou de riz.

Fouettez bien la préparation pour obtenir une mousse gélatineuse. Pas de panique, elle ne colore pas les cheveux mais, attention, elle peut tacher les tissus !
Répartissez doucement la préparation à l'aide d'une cuillère ou d'un pinceau sur les cheveux. Laissez poser 1 heure sous une serviette que vous n'avez pas peur de tacher. Rincez ensuite à l'eau puis pratiquez un shampooing doux sans sulfates.

Masque détox visage à la spiruline

Adapté pour le teint brouillé, la peau mixte trop grasse ou quelques imperfections de type boutons.

Dans un bol, mélangez :
– 1 cuillerée à café de **spiruline en poudre** ou 10 g de **spiruline fraîche** ;
– 1 cuillerée à café de yaourt entier ou de yaourt végétal nature ;
– 1 goutte d'huile essentielle de citron bio.

Mélangez puis appliquez la préparation aux doigts ou au pinceau. Laissez poser 15 minutes environ sans laisser sécher, puis massez le visage au-dessus d'un lavabo sans vous tacher. Rincez bien. Hydratez avec une crème visage pour peau mixte.

Pour plus de renseignements nous vous invitons à vous rendre sur le site internet
www.spirulinaforchange.org

BIBLIOGRAPHIE

FOX, R. (1999) *Spiruline. Technique, pratique et promesse*, Éditions Broché.

GOULAMABASSE, T. R. (2018) *La spiruline : activités thérapeutiques et son intérêt dans la lutte contre la malnutrition à Madagascar*, thèse de Pharmacie, Université de Lille.

KARLESKIND, B. (2018) *Le guide complet de la spiruline*, Éditions Nature et vitamines.

MANET, A. (2016) *La spiruline : indications thérapeutiques, risques sanitaires et conseils à l'officine*, Sciences pharmaceutiques.

PLANCHON, G. & FUENTES, C. (2014) *La spiruline pour tous*. Culture familiale, Éditions Passerelle Éco.

SGUERA, S. (2008) *Spirulina Platensis et ses constituants, intérêt nutritionnels et activités thérapeutiques*, thèse de Pharmacie de l'Université de Lorraine.

Pour acheter de la spiruline bleue : http://www.pureraw.de/ • http://fr.iherb.com

Fanny Parise *adresse ses remerciements à tous les individus qui ont participé à ses recherches anthropologiques (consommateurs, experts, chercheurs) et plus particulièrement à toute l'équipe du projet Inspiruline (La Myne), à OpnKitchen, à François Marchenay et à Vincent Rioux.*

Emmanuelle Levesque *tient à remercier tout particulièrement Laura Pujol pour son aide et sa bonne humeur tout au long du projet. Aurélie Cazenave pour son soutien et ses conseils avisés. Mais aussi Sarah Zhiri, And the days after, pour le prêt de ses jolies créations, et Sandrine Fauconnet pour son enthousiasme et pour m'avoir laissée piocher largement dans sa caverne d'Ali Baba.*

Direction : **Guillaume Pô**
Direction éditoriale : **Tatiana Delesalle**
Édition : **Aurélie Cazenave assistée de Chloë Prestwich**
Direction artistique : **Atelier des grands pêchers**
Mise en page : **Atelier des grands pêchers**
Direction de fabrication : **Thierry Dubus**
Suivi de fabrication : **Audrey Bord**
Numéro d'édition : **M19090**
ISBN : **9782317021718**
Code MDS : **MN002**

Couverture : © **Emmanuelle Levesque**

Achevé d'imprimer en mars 2019
par Dimograf en Pologne

Dépôt légal : **mai 2019**

www.mangoeditions.com

Retrouvez-nous sur :
https://www.facebook.com/Mangocuisine

Textes : **Fanny Parise**
Recettes : **Emmanuelle Levesque**
Photos : © **Emmanuelle Levesque**
Illustrations p. 136, 137, 138, 139, 140 et 141
© **Hélène Revat-Dontenwill**

Cet ouvrage est imprimé sur papier certifié FSC (Conseil de Soutien de la Forêt), produit à base de fibres de bois issues d'une gestion forestière écologiquement appropriée socialement bénéfique et économiquement viable. Les encres utilisées sont des encres végétales, garantissant la démarche de développement durable de l'éditeur et de l'imprimeur.

FSC www.fsc.org
MIXTE
Papier issu de sources responsables
FSC® C018236